■ 현대인을 위한 건강 시리즈 ■

증상으로 내 병을 알아본다

병나기 전에 꼭 읽어야 할 책

지은이_ **今村栄三郎**
이마무라클리닉순환기병원장

옮긴이_ **김선숙**

up to 도서출판 **업투**

Hontono Byokini Narumaeni Yomu Byokinohon by Eizaburo Imamura
Copyright ⓒ2003 by Eizaburo Imamura. All rights reserved.
Originally published in Japan by Nikkei Business Publications, Inc.

이 책의 한국어판 저작권은 저작권자와의 독점계약으로 도서출판 업투가 소유합니다. 저작권법에 따라 한국 내에서 보호를 받는 저작물이므로 무단전재와 복제를 금합니다. 이 책 내용의 일부 또는 전부를 이용하려면 반드시 저작권자와 도서출판 업투의 서면 동의를 받아야 합니다.

병나기 전에 꼭 읽어야 할 책

2006년 9월 25일 초판 1쇄 인쇄
2006년 9월 30일 초판 1쇄 발행

지은이_ 이마무라 에이자부로(今村栄三郎)
옮긴이_ 김 선 숙
펴낸이_ 최 한 숙
펴낸곳_ 도서출판 업투

주소_ 경기도 파주시 교하읍 문발리 출판문화정보산업단지 536-3
전화_ 031)955-0511
팩스_ 031)955-0510
등록_ 1978. 9. 18 제3-115호

편집 : 임재범
표지 다지인 : 한경진 디자인연구
영업 : 김유재, 변재업, 김경미, 신용천, 정창현, 차정욱
제작 : 구본철

ISBN_ 89-7067-265-6

※ 잘못된 책은 구입하신 서점에서 바꿔드립니다.

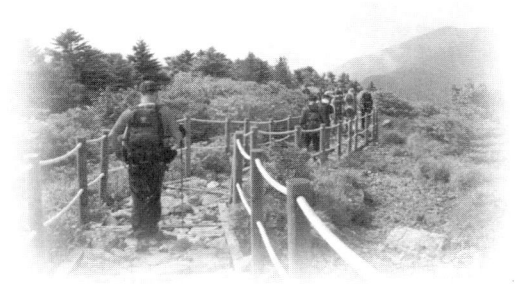

인생이란 참 묘합니다

　산으로 들로 또는 음악회나 해외여행을 다니며 젊은이들 못지않게 인생을 즐기는 노인들이 많은 반면에 인생의 절정기에 있는 30대, 40대 젊은이들이 병으로 쓰러지는 일이 많습니다.

　어느 날 갑자기 병마가 들이닥쳐 그대로 목숨을 잃는 경우가 있는가 하면, 운 좋게 살아남긴 했지만 후유증으로 긴 세월을 고통스럽게 보내는 경우도 있고, 10년, 20년을 누워 지내는 사람도 있습니다. 병에 걸리지 않고 건강하게 오래 살려면 어떻게 해야 할까요? 이 책이 바로 그 답을 정리해놓은 것입니다.

　20여 년 동안의 외과의 생활과 그후 종합내과 전문의로 일하면서 항상 느끼는 것이지만, 수술은 극적인 효과가 있는 반면 한계가 있고 위험도 따릅니다. 약물치료 또한 이와 비슷합니다. 약이라고 하는 것은 원래 모두 독입니다. 약은 어떻게 쓰느냐에 따라 좋은 약이 되기도 하고 독이 되기도 합니다. 그런데 의외로 효과가 큰 것이 카운슬링입니다. 고민을 들어주고 고통스러운 증상이 어디에서 왔는지, 어떻게 하면 호전되는지 설명해주면 때로는 약 이상의 효과가 나기도 합니다. 자신을 괴롭히고 있는 병의 정체와 그 대처법을 알게 되면 일순간 답답했던 가슴이 뚫리는 것 같은 기분이 됩니다.

그렇지만 의사들도 고민은 있습니다. 진찰실에서 한정된 시간에, 가능하면 전문용어를 피하면서 쉬운 말로, 때로는 예를 들어 가면서 환자가 알기 쉽게 설명하기가 쉽지 않기 때문입니다. 이 책은 '내가 만약 이 병을 앓고 있는 환자라면 주치의가 어떻게 설명해주기를 바라는가?' 하는 것을 염두에 두고 쓴 것입니다.

뜻밖의 사고도 있긴 하지만 잘못된 생활습관으로 생기는 병이나 암, 기타 여러 가지 질병은 어느 날 갑자기 눈앞에 나타나는 것처럼 보여도 실제로는 발병에 이르기까지 진행기간이 있습니다. 수면 아래에서 병의 바탕이 만들어지는 것입니다. 어느 정도 그 바탕이 다져지면 스트레스나 과로가 도화선이 되어 병이 한꺼번에 밖으로 표출됩니다. 병의 바탕이란 신체의 저항력이 떨어진 상태를 말합니다. 본래 인간의 몸에는 유해물질을 배출하고 손상된 것을 스스로 복구하는 기능이 갖추어져 있습니다. 이 내용에 대해서는 1장에서 자세히 설명하겠습니다. 또한 자연치유력을 강화하기 위해서는 일상생활에서 어떤 점에 주의해야 하는지도 설명하겠습니다.

나이를 먹음에 따라 혈관이 노화되기 때문에 자연치유력은 떨어집니다. 전신의 혈관이 좁아지고 굳어지면, 몸 속의 자연치유력 담당 부위에 산소를 충분히 공급하지 못해 에너지가 부족해져 약해집니다. 그러면 바이러스나 세균을 이기지 못하고 암세포에게도 지게 되는 것입니다. 혈관을 사수하라! 이것이 젊은 나이에 병으로 쓰러지지 않기 위한 최선책입니다. 혈관이 노화되는 원인에 대해서는 2장에서 다루었습니다.

건강한 것도 아니고 그렇다고 병이 있는 것도 아닌 상태의 병이 있습니다. 증상이 거의 없거나 있다고 하더라도 가볍기 때문에 병이라고 자각하지 못하고 진단을 받고서야 비로소 알게 되는 병입니다. 대표적인 것으로 고혈압이 있습니다. 혈압이 높다고 해서 무조건 병이라고 할 수는 없습니다. 그러나 방치해두면 심근경색이나 뇌졸중 같은 큰 병이 됩니다.

'나는 건강하니까 괜찮겠지' 하는 잘못된 믿음 속에 서서히 혈관의 노화가 진행되어 병의 바탕이 만들어집니다. 그 과정을 조기에 발견해서 발병을 막는 것이 이 책의 최대 목표입니다. 불행하게도 발병한 경우에는, 증상을 통해 그것이 어떤 병인지 어느 정도 예측해 적어도 몇 가지 병으로 범위를 좁힐 수 있습니다. 3장에서는 이러한 병에 대처하는 방법에 대해 설명하겠습니다.

무엇보다 중요한 것은, 증상으로 보아 내버려두어도 상관없는 것과 긴급히 치료해야 할 것을 확실하게 구분할 수 있어야 한다는 것입니다. 책 앞부분의 '혈액검사 데이터 보는 법'에서는 일반과 특수로 나누어 혈액검사 항목별로 수치의 의미를 요약했습니다. 건강검진 결과표는 가계부를 들여다보듯이 꼼꼼히 체크하여, 현재 자신의 건강이 어떤 상태인지 알아두어야 할 것입니다.

이마무라 에이자부로(今村栄三郎)

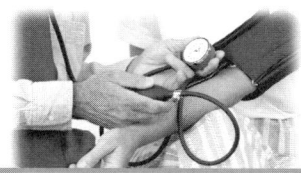

차례

한눈에 알 수 있는 건강진단
혈액검사 데이터 보는 법 ·········· 12

1장 건강의 열쇠는 혈액

단순한 감기가 폐렴으로 진행된다 ·········· 21
혈액순환이 잘 돼야 암을 막을 수 있다 ·········· 23
알레르기가 생기는 이유 ·········· 25
부종은 몸속에 쓰레기가 쌓였다는 신호 ·········· 28
몸의 산성화가 부르는 과로상태 ·········· 29
자외선과 담배의 해악 ·········· 31
노화와 암을 막는 세포의 자살현상 ·········· 35
알아두면 좋아요 / 손발에 생겼다가 없어지는 큰 반점 ·········· 37

2장 병을 일으키는 6대 요소 뿌리뽑기

병의 원인이 되는 생활습관 점검표 ·········· 41

1. 고혈압 ·········· 42
혈압이 높으면 안 되는 이유 ·········· 42
최고혈압보다 더 무서운 최저혈압 ·········· 44
염분을 적당히 섭취하면 혈압이 안정된다 ·········· 47
혈압이 낮아도 동맥경화는 생긴다 ·········· 49
알아두면 좋아요 / 혈압이 집에서 잴 때와 병원에서 잴 때가 다르다 ·········· 52
알아두면 좋아요 / 약과 식이요법의 병행 ·········· 53

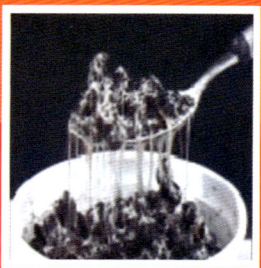

효소와 영양이 살아있는 콩발효식품
검정약콩청국장

이 제품은 대학실험실 벤처기업에서 국산콩과 특허(2002-21864) 종균을 사용하여 제조한 고기능성 콩발효 식품입니다.

- 제품명:대학낫도(흑두) · 식품의 유형:청국장 · 내용량:별도표시
- 영업허가:광동위 제7호 · 원재료명:흑두(국산100%), 납두균
- 제조원:조선이공대학 식품공학부(벤처기업:제2000142281-0292호)

無 농약   無 방부제

- **청국장 다이어트 비법!**
  SBS [藥이되는TV] 2003년 12월 23일 방영

- **청국장 생으로 먹으면 보약!**
  KBS-1TV 무엇이든 물어보세요!

- **생 청국장이 암을 물리친다!**
  2003년 10월 21일 방영

대학낫도 명품낫도 **T.(02)515-1809**

냄새없는 生청국장
진나는 가루 청국장
신 세 대 청 국 장

성인병과 각종 만성질환을 예방하는
현대인의 필수건강 **검정약콩(쥐눈이콩)** 발효식품

변비해결/비만 다이어트 최고 식품

콩 발효식품 생청국장은 발효된 콩을 **끓이지 않고**

섭취함으로써 납두균이 생성해주는 각종 비타민류, 효소,
필수 불포화지방산, 생리활성 물질 들을
고스란히 섭취할 수 있는 高단백, 低지방, 無콜레스테롤 식품으로
성인병을 예방하는 발효식품입니다.

복용방법: 한 숟갈 수북히 1일 3회 물, 우유, 두유 등에 타 마시거나
믹서기에 여러 과일을 혼합하여 갈아서 마십니다.

대학낫도　　명품낫도　**T.(02) 515-1809**

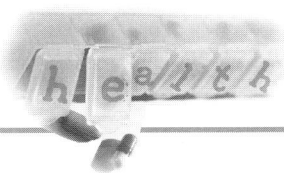

2. 고지혈증 ········ 54
사람에 따라 동맥경화가 잘 생기는 곳이 다르다 ········ 54
동맥경화의 3대 해악 ········ 55
콜레스테롤의 정체 ········ 60
가볍게 보아서는 안 되는 중성지방 ········ 64
알아 두면 좋아요 / 달걀은 정말 먹지 않는 것이 좋을까? ········ 66
걸쭉한 혈액은 위험하다 ········ 67
혈액을 맑게 하는 음식 ········ 68

3. 당뇨병 ········ 70
어느날 갑자기 나타나는 합병증 ········ 70
미숙한 인슐린의 제조 ········ 72
혈당치가 높으면…… ········ 74
알아두면 좋아요 / 당뇨병 치료 중의 음주량 ········ 77

4. 비만 ········ 78
비만이 해로운 점 세 가지 ········ 78
비만체질 ········ 79
체형이 망가지는 어설픈 다이어트 ········ 81
건강하게 살을 빼는 방법 ········ 82

5. 과로 ········ 84
과로도 점검표 ········ 84
피로가 풀리지 않으면 주의하라 ········ 85

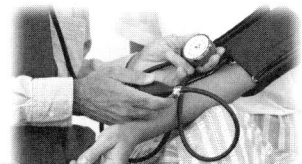

몸에 좋은 피로, 나쁜 피로 ··· 87
과로도 동맥경화의 원인 ··· 88
과로상태에서 탈출하는 방법 ··· 90
알아두면 좋아요 / 과로사를 막는 적당한 업무량 ···················· 92

6. 흡연 ·· 93
담배는 죽음으로 향하는 문! ·· 95

3장 증세로 보는 병과 치료법

흉통 ·· 99
심장은 왜 아픈가? ··· 100
주의! 통증이 없는 협심증 ·· 101
혈관의 과잉반응에 따른 통증 ·· 102
원인을 알 수 없는 통증의 정체 ·· 104
운동 중이나 운동 직후에 가슴에 통증이 있다 ● 협심증 ········ 107
한밤중에 일어나는 가슴통증 ● 혈관연축성 협심증 ·············· 109
협심증 약을 사용하는 법 ··· 110
왼쪽 가슴에 찾아오는 심한 통증 ● 심근경색 ························ 112
겉으로 보기에 완치된 것처럼 보일 뿐이다 ····························· 113
알아두면 좋아요 / 검진에서 심근경색이 의심된다는 말을 들었는데… ······· 114
왼쪽 어깨에 심한 통증이 온다 ● 해리성 대동맥류 ··············· 116

동계 ·· 118
심장박동의 리듬 구조 ·· 119

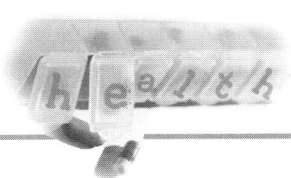

- 심장 전기계통의 고장 ······ 120
- 자각증상이 없지만 심전도가 이상하다 ● 좌각·우각 차단 ······ 123
- 맥박이 느려지다 실신한다 ● 방실 ······ 124
- 페이스메이커 ······ 125
- 알아두면 좋아요 / 페이스메이커의 오작동이 걱정 ······ 126
- 갑자기 맥박이 불규칙해진다 ● 기외수축 ······ 127
- 알아두면 좋아요 / 눈꺼풀의 경련은 왜 일어날까? ······ 129
- 옆구리나 목구멍이 욱신욱신 쑤신다 ● 심실기외수축 ······ 130
- 맥박이 아주 빠르고 혈압이 불안정하다 ● 심방세동 ······ 132
- 선천적인 특수 부정맥 ● WPW 증후군 ······ 134

복통 ······ 135

- 복통의 세 가지 유형 ······ 136
- 근육의 급격한 수축과 이완으로 생기는 통증 ······ 138
- 구토 후에 오른쪽 아랫배가 아프다 ● 맹장(급성충수염) ······ 140
- 명치 끝이 아프고 공복시 통증이 더 심하다 ● 위궤양 ······ 141
- 알아두면 좋아요 / 건강검진에서 헬리코박터파이로리균 감염이라고 하는데… ······ 143
- 오줌에 피가 섞여 나오고 통증이 있다 ● 신장·요관 결석 ······ 144
- 알아두면 좋아요 / 오줌에서 잠혈반응이 나왔을 때는? ······ 145
- 저녁을 먹은 후 상복부 오른쪽이 심하게 아프다 ● 담석증 ······ 146
- 알아두면 좋아요 / 담낭에 폴립이 있다고 하는데… ······ 148
- 배가 당기고 윗부분이 아프다 ● 급성췌장염 ······ 149
- 위 절제수술 후 배가 아프고 설사를 한다 ● 댐핑 증후군 ······ 151
- 왠지 모르게 배가 묵직하다 ● 과민성 대장증후군 ······ 152

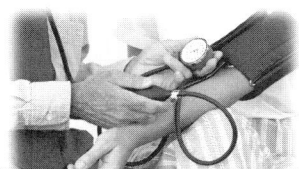

기침·가래 ······ 154
한밤중에 갑자기 호흡이 가빠진다 ● 천식발작 ······ 155
천식발작을 막는 방법 ······ 156
발이 부어오르고 숨이 차다 ● 울혈성 심부전 ······ 158
한쪽 가슴에 둔한 통증과 함께 온 호흡곤란 ● 자연기흉 ······ 160
호흡이 곤란해서 실신한다 ● 과환기증후군 ······ 161
갑작스러운 호흡곤란과 혈압저하 ● 이코노미클래스증후군(폐혈전색전증) ······ 162
알아두면 좋아요 / 이코노미클래스증후군이 되지 않는 정맥류란? ······ 163
헛기침이 계속된다 ● 마이코플라스마 폐렴 ······ 164
갑작스런 알레르기 반응 ● 간질성 폐렴 ······ 165

두통·현기증·의식장애 ······ 166
일어날 때나 피곤한 저녁에 많은 두통 ● 편두통 ······ 167
구토, 현기증, 귀울음이 한꺼번에 온다 ● 메니에르 증후군 ······ 169
알아두면 좋아요 / 귀울음이 왜 그치지 않는가? ······ 170
갑자기 일어나는 심한 두통과 의식상실 ● 지주막하출혈 ······ 172
어린이에게 많이 발생하는 일과성 발작 ······ 174
졸리고, 손발을 버둥거리는 것은 위험신호 ● 두부 타박상 ······ 175
졸음은 뇌 손상의 징후 ······ 176
갑자기 반신이 마비된다 ● 뇌졸중(뇌혈전·뇌출혈) ······ 179
우반신 마비와 언어장애 ······ 180

저림·냉증·신경통 ······ 182
조금만 걸어도 한쪽 다리가 아프다 ● 폐색성 동맥경화증 ······ 183
새로 생긴 혈관이 괴저를 막는다 ······ 184

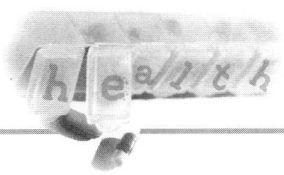

흡연자에게 많고 발병 후 괴저를 초래한다 ● 버거병(폐색성 혈전 혈관염) ······· 185
손바닥이 붉은 자주색으로 충혈된다 ● 레이노병 ······· 186
왼손의 맥이 짚이지 않는다 ● 대동맥염 증후군 ······· 187
한쪽 손끝이 저리다 ● 변형성경추증 ······· 188
얼굴 한쪽이 움직이지 않는다 ● 안면신경마비 ······· 189
밤낮으로 변하는 증상 ● 갱년기 장애 ······· 190
알아두면 좋아요 / 손가락 관절이 아프면? ······· 192
신경통 뒤의 붉은 발진 ● 대상포진 ······· 193
새벽에 다리가 수축된다 ● 쥐 ······· 194
혀에 녹색이나 다갈색 설태가 있다 ● 미각장애 ······· 195

피로 · 무기력 · 건망증 · 기타 ······· 196
안색이 좋지 않고 몸이 나른하다 ● 빈혈 ······· 197
추위를 많이 타고 피부가 건조하다 ● 하시모토병(만성 갑상선염) ······· 199
동계, 다한, 눈이 빠질듯하다 ● 바제도병(갑상선 기능항진증) ······· 200
피로가 계속된다 ● 만성피로증후군 ······· 201
얼굴표정, 손발의 움직임이 둔해진다 ● 파킨슨병 ······· 203
기억이 희미하다 ● 알츠하이머병(노인성 치매) ······· 204
기억이 빨리 흐려지는 사람, 그렇지 않은 사람 ······· 206
주기적으로 기분이 변한다 ● 조울증 ······· 208
자살을 막는 카운슬링 요법 ······· 210
우울의 구조 ······· 211
아무것도 하고 싶지 않다 ● 무기력증 ······· 213
자립심을 키우는 방법 ······· 214

에필로그 ······· 215

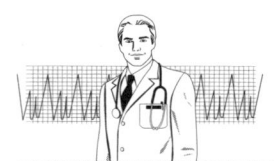

한눈에 알 수 있는 건강진단 : 혈액검사 데이터 보는 법

내 건강상태 확인하기

혈액 상태가 좋은 것은 건강의 기본이다. 혈액검사 측정치를 볼 때 다음의 네 가지에 유의해야 한다. 먼저 측정오차이다. 검사방법에 따라 다소 차이가 있을 수 있으나 정상은 기재된 측정 수치의 ±5퍼센트 사이이다. 둘째로, 수치가 기준치(또는 정상 수치)에서 벗어나 있는 경우, 상한선 또는 하한선에서 어느 정도 벗어나 있는지 본다. 수치를 보면 병의 진행 상태를 알 수 있다. 셋째로, 이전의 검사 수치와 비교한다. 개선 되고 있는지, 악화되고 있는지, 변함이 없는지 살펴본다. 넷째로, 관련 있는 다른 검사 항목과 비교해본다. 예를 들어 GOT가 높을 때 GPT나 γ-GTP, LDH가 어떤지 살펴보면 심근 장애인지 간 장애인지 구별할 수 있다. 여기서는 혈액검사 항목을 일반과 특수로 나누어 그 수치의 의미를 해설했다.

① 일반 혈액검사

항 목	정상치	수치 보는 법
GOT와 GPT	둘 다 40 이하	GOT가 증가하면 간세포나 심근세포가 보통 이상의 속도로 손상된다. GPT는 간세포가 손상되었을 때만 증가한다. 따라서 GOT만 올라가고 GPT가 정상일 때는 심근이 손상되어 있는 상태, 즉 심근경색을 의심해야 한다. GOT와 GPT 양쪽 모두 올라간 경우에는, 둘 중 어느 쪽이 많이 올라갔는지 본다. 급성간염의 경우에는 GPT 쪽이 더 높고, 만성간염의 경우에는 GOT의 상승폭이 크다. 또한 중증 심근경색일 경우에는 GOT가 크게 상승하고 동시에 간장에 울혈현상이 나타나기 때문에 간세포도 손상되어 GPT도 약간 올라간다.

항 목	정상치	수치 보는 법
γ-GTP	40 이하	간장 내에 담즙이 가득 차 상승한다. 일반적으로 음주량에 따라 올라가는데, 알데히드 분해 산소가 많은 사람은 그다지 상승하지 않는다. 150 정도로 오르더라도 3주간 술을 마시지 않으면 100 이하까지 내려간다. 300~500이 장기간 계속되면 알코올성 간경변일 가능성이 높다. 수술 후유증으로도 γ-GTP가 150 전후로 높게 나타나지만, GOT와 GPT가 안정적이면 문제 없다.
LDH	400 이하	심근, 간세포, 적혈구가 손상되었을 때 증가한다. 동시에 GOT가 증가해 있으면 심근경색, GPT가 증가하면 간염, 빈혈과 황달증세가 있으면 용혈성 빈혈임을 알 수 있다. LDH만 조금 증가하고 다른 것은 정상일 경우는 무시해도 된다. 그러나 일단 머리 속에 넣어두고 다음 혈액검사 때 체크해보는 것이 좋다.
콜린에스테라아제	3,000~7,000IU/ℓ	간세포가 손상되면 내려간다. 보통 기능장애가 있으면 검사치가 상승하는데, 콜린에스테라아제는 예외적으로 저하된다. 급성 바이러스성 간염이나 알코올성 간염, 중증간염, 간경변일 때는 2,000까지 내려간다. 수치의 상승은 병이 호전되기 시작했음을 나타낸다.
알칼리성 포스파타아제	10 이하	담즙 울체와 칼슘 대사 이상(골다공증이나 골연화증)일 때 올라간다.
교질 반응	TTT는 5 이하 ZTT는 12 이하	만성간염이나 간경변일 때 올라간다. TTT는 A형 간염의 초기진단에 유용하지만 수치의 움직임이 거의 없어 다소 신뢰성이 떨어진다. 최근엔 많이 사용하지 않으나 간 기능에 이상이 있는지 없는지 판단할 때 참고가 된다. 어느 정도 나쁜지, 회복되고 있는지 여부는 알 수 없다.

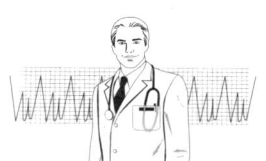

항 목	정상치	수치 보는 법
총빌리루빈	1.0 이하	빌리루빈은 담즙색소를 말한다. 간염이나 간경변, 담석 등으로 담즙의 통로가 폐쇄된 경우나 용혈(적혈구의 파괴)일 때 올라간다. 2.0 이상이면 눈이나 피부에 황달이 나타난다.
아밀라아제	175 이하	급성췌장염, 만성췌장염의 활동기, 췌장암, 유행성 이하선염, 수술 후, 외상 후, 신부전, 간경변일 때 올라간다. 만성췌장염 말기에는 내려간다. 200 이하이면 문제없다. 복부 위쪽에 통증이 있고 1,000 이상이면 급성췌장염이다.
요소질소 (BUN)	23 이하	단백질은 체내에서 분해되며 요소질소가 되어 소변으로 배설된다. 신부전이 되면 소변으로 내보내는 능력이 저하되어 요소질소가 혈액 중에 상승한다. 증가 정도를 보면 신장의 손상 정도를 알 수 있다. 150~200이면 인공투석해야 한다.
크레아티닌	1.3 이하	신장세포가 손상되면 올라간다. 수치가 10을 넘으면 인공투석해야 한다.
요산	7.0 이하	육류나 술, 말린 표고버섯 등 푸딩체를 많이 함유한 음식을 많이 먹으면 올라간다. 수치가 8 이상이면 통풍(요산성 관절염)이나 신장결석의 위험이 높다.
총콜레스테롤	140~220	수치가 너무 낮아도, 너무 높아도 혈관이 약해진다.
HDL 콜레스테롤	40 이상	좋은 콜레스테롤이다. 동맥경화를 막는 작용을 하므로 수치가 높을수록 좋다.
중성지방	150 이하	트리글리세라이드라고도 하는데, 당분이 분해되어 생긴다. 지방산이 되어 에너지의 재료로 쓰이는 한편, 일부는 콜레스테롤로 변환된다. 잉여분은 피하지방이 된다.

● 내 건강상태 확인하기 ●

항 목	정상치	수치 보는 법
LDL 콜레스테롤	150 이하	나쁜 콜레스테롤이다. 혈관 벽 내부에 침투해서 동맥경화를 유발한다.
CPK	남자 120 IU/ℓ 이하 여자 200 IU/ℓ 이하	골격근이나 심근의 장애로 올라간다. 고지혈증 약을 복용하는 사람은 정기적으로 검사하는 것이 좋다. 정상치는 남녀가 차이가 난다.
공복시 혈당 (글루코오스)	70~100	110~140일 때는 당 부하시험을 해 확인한다. 140 이상일 경우에는 당뇨병이 확실하다.
HbA1C	5.8퍼센트 이하	적혈구에서 떨어져나온 헤모글로빈에 포도당이 결합된 것. 검사일로부터 약 1~2개월 전의 식전, 식후의 평균 혈당치를 나타낸다.
총단백질	6.7 이상은 정상	신체성분인 알부민, 면역성분인 글로불린, 염증이나 혈액응고 성분인 피브리노겐, 이 세 종류의 혈장단백질의 총계. 회복상태를 나타내는 하나의 지표로 사용한다.
A/G 비	1.2~1.8	A는 알부민, G는 글로불린. 세균이나 바이러스에 감염되면 면역반응이 나타나 혈액 속에 G가 증가한다. A/G비가 저하되면 감염 중, 상승하면 회복 중 또는 치유를 나타낸다.
백혈구 수	4,000~8,000	세균에 감염되면 1만 개 이상으로 증가하나 바이러스 감염으로는 증가하지 않는다. 2,700이라도 정상인 경우가 있어, 다른 혈구의 증감을 보고 골수검사를 실시한다.
적혈구 수	-	정상치는 남녀별로 차이가 있지만, 320만이면 문제없다. 300만 이하이면 빈혈이고 치아노제가 700만 이상이면 다혈증이다.

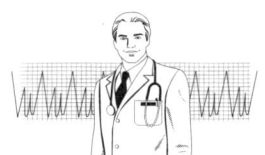

항 목	정상치	수치 보는 법
혈색소 (헤모글로빈)	-	철분이 주성분. 적혈구 내부에서 산소와 결합한다. 12g 이상이면 문제없고 10g 이하이면 빈혈이다. MCV나 MCH, MCHC는 적혈구의 용량 등을 나타내는 수치이다.
헤마토크릿 (적혈구 용적)	-	혈액 속의 혈구성분 비율. 정상치는 남녀별로 다소 다르나, 38퍼센트 이상이면 문제없다. 35퍼센트 이하이면 빈혈이다.
혈소판	-	15만 이상이면 문제없으나 간 장애가 진행되면 내려간다. 7만 이하로 떨어지면 피하출혈반점이 생긴다. 간장도 골수조혈기능도 정상인데 혈소판 수치만 감소할 때는 본태성 혈소판 감소성자반증이다.
그물형 적혈구	-	적혈구의 예비군으로 80퍼센트 이상이면 빈혈이 회복 중임을 나타낸다.
혈청철(Fa)	-	30 이하는 철 결핍성 빈혈이다.
나트륨(Na)과 염소(Cl)	-	탈수증이나 심부전에 따라 수치가 변동한다. 정상치에서 다소 벗어나 있더라도 종합검진에서는 문제 삼지 않아도 된다.
칼륨(K)	3.5~5.5	수치가 너무 높거나 너무 낮아도 부정맥의 원인이 된다. 특히 강심제나 이뇨제를 복용하는 사람은 정기적으로 체크할 필요가 있다. 3.0 이하와 6.0 이상은 위험범위이고 신부전일 때 올라간다.
칼슘(Ca)	8.4~10.3	만성 신부전이나 골다공증일 때 내려간다. 고칼슘혈증인 어머니에게서 태어나는 아이에게 선천성대동맥협착증이 나타난다. 혈청 칼슘 수치는 비타민 D의 작용으로 정상범위로 유지되므로 높은 수치나 저칼슘혈증이 문제가 되는 일은 적다.

② 특수 혈액검사

항 목	수치 보는 법
CRP	정상은 음성으로 수치 0.9 이하면 정상이다. 혈청단백질의 일종으로 간장에서 생산되어 정상이라도 미량 존재하지만, 염증질환(화농, 세균성 심내막염, 신장염, 방광염, 급성췌장염, 류마티스 열 등)이나 조직변성 질환(관절 류마티스, 강피증, 악성종양, 심근경색 등)일 때 올라간다. 수치의 증감으로 병세를 판단할 수 있는 편리한 지표이다.
RA와 ASO	류머티스 열이나 관절 류머티스일 때 올라간다. 류머티스 열은 인두염의 염증을 일으키는 β용연균에 대한 면역반응으로 관절이나 심내막, 심근에 염증을 일으킨다. 관절류머티스는 자기면역질환이다. 둘 다 관절에 염증을 일으키고 조직을 파괴하기 때문에 RA와 ASO, CRP가 증가하지만 둘은 전혀 다른 질환이다.
종양마커	20여 종류 중에 CEA는 갑상선이나 대장, 췌장암일 때 올라간다. CA19-9는 담낭이나 담관, 췌장암일 때 올라가고 CA125는 난소 종양일 때 올라간다. α-FP가 20 이상일 때는 간염이나 간경변, 40 이상일 때는 간암일 가능성이 높은데 보통 몇 가지 검사로 판단한다. 수술 후 수치가 높을수록 재발할 가능성이 높다. 신뢰도가 높은 것은 PSA인데, 전립선의 응어리가 양성비대인지 악성종양인지 판별할 때 사용한다. 3 이하가 정상이고 4~10은 위험 범위이다.
히알루론산	간염 증세 판단에 도움이 된다. 정상치는 50 이하이고 50~130은 만성감염, 130 이상은 간경변 또는 간암인지 의심해봐야 한다.
혈청 간염 바이러스	HBs 항원 8단위 이하, HBs 항체 8단위 이하는 B형 간염 바이러스 감염이 음성이다. HBs 항원이 양성이고 GOT, GPT 수치가 정상범위이면 B형 간염 바이러스 보균자로 판명한다. 이때 세면도구나 수건 등을 가족이 함께 사용하지 말아야 한다. 항원이 음성이고 항체가 양성인 경우는 과거 감염된 적이 있다는 것을 나타낼 뿐, 현재 바이러스는 존재하지 않는다. C형 간염 바이러스는 HCV 항체수치를 체크한다. 음성은 0.15 이하이다.

병나기 전에 꼭 읽어야 할 책

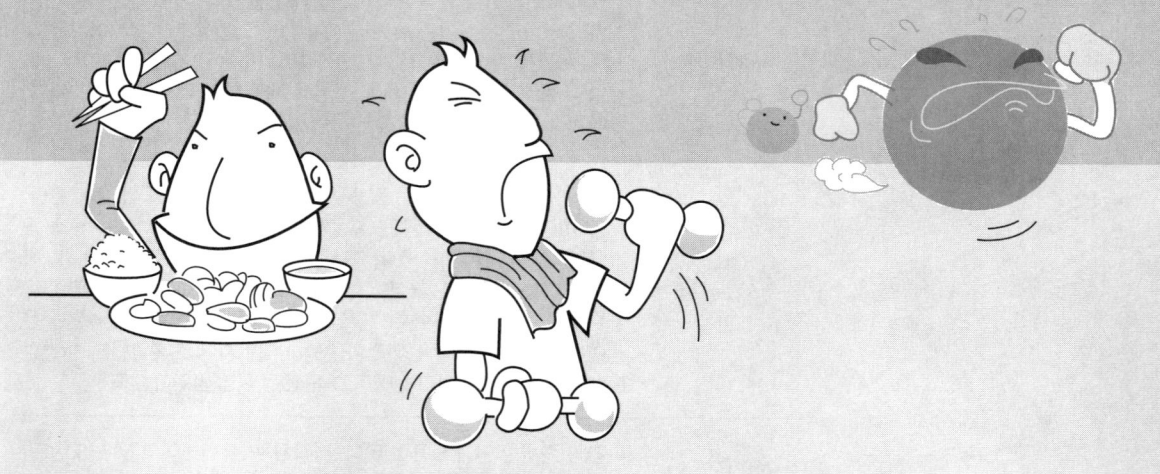

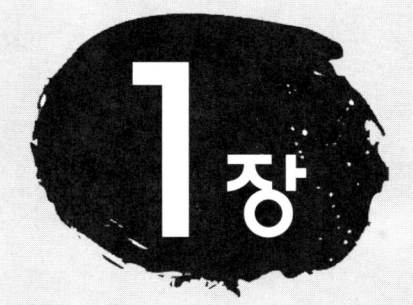

건강의 열쇠는 혈액

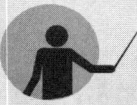

찬바람을 잠깐 쐬었을 뿐인데도 콜록콜록 기침을 하는 사람이 있다. 젊은 사람 중에도 감기에 잘 걸리는 사람이 있는가 하면 나이가 든 사람 이라도 감기에 잘 걸리지 않는 사람이 있다. 이러한 저항력의 차이는 단순히 나이 때문만은 아니다. 사람의 몸에는 고장난 곳을 수리해 스스로 병을 이겨내는 기능이 있다. 이 기능이 제 역할을 다하지 못하면 젊더라도 쉽게 병에 걸린다. 그러므로 자연치유력에 대해 알면 병을 예방할 수 있고 병이 깊어지기 전에 고칠 수도 있다. 병에 잘 걸리지 않는 강한 몸을 만들기 위해, 여기서는 먼저 병에 저항하는 체내 구조를 만드는 방법과 면역체계를 강화해 질병에 대한 자연치유력을 높이는 방법을 알아보기로 한다.

●건강의 열쇠는 혈액●

단순한 감기가 폐렴으로 진행된다

　건강진단을 할 때 혈액검사를 받아본 경험이 있을 것이다. 진단표를 보면 검사항목 중에 '백혈구'라는 항목이 있다. 이 항목의 정상수치는 4,000~8,000이다. 350만~500만 개나 되는 적혈구 수에 비하면 백혈구는 아주 적은 양이 체내에 존재하는 셈이지만, 바이러스나 세균, 체내의 암세포까지 인체에 유해한 물질을 찾아내 제거하는 중요한 일을 담당하고 있다.

　백혈구는 역할이 서로 다른 몇 개의 구성원으로 이루어져 있다. 크게 계통을 나누면 과립구, 단구, 림프구의 세 종류인데 역할에 따라 다시 세분된다. 혈액검사표의 백혈구란에는 알파벳 약호가 한 줄로 열 종류 정도 나열되어 있는데, 이 백혈구 집단이 잘 연계되어 있어야 몸이 병으로부터 보호된다(표 1 참조).

　체내에 침입한 병원체나 이물질의 탐색은 림프구의 헬퍼 T세포가 하는데, 체내를 돌다 낯선 세균을 발견하면 단백질 신호를 보낸다. 이 신호를 백혈구의 대표격인 호중구 집단이 접수하면 이들은 혈액을 타고 제일 먼저 현장으로 달려간다. 그렇게 되면 현장 주위는 혈액이 넘쳐 빨갛게 부어오르고, 호중구와 세균 사이에 싸움이 시작되는데 이것이 '발열'이라는 형태로 나타난다.

　한편 같은 신호를 받은 림프구의 B세포는 항체의 망을 만들어 세균을 덮는다. 항체 지원군을 얻으면 호중구가 우세해져 세균을 하나하나 해치운다. 동시에 자신도 그곳에서 적과 싸우다 죽는데, 이것이 고름이 된다.

침입자가 바이러스인 경우에는 림프구의 내추럴 킬러 T세포가 적과 상대를 하고 단구가 지원군 역할을 한다. 단구는 보통 때는 둥근 모양이지만 싸울 때는 표면에 모가 많이 나며 대식세포(매크로파지)라는 이름으로 바뀐다.

흔히 감기에 걸리면 충분히 쉬라고 말한다. 이것은 체내에 침입한 병원체나 이물질을 힘 있게 퇴치하기 위한 것이다. 체온이 높으면 몸 세포의 산소 소비량이 증가한다. 그 결과 백혈구에 제공되는 산소가 적어지면 백혈구의 움직임이 느려지고 세균이나 바이러스에 대항할 수 없게 되어 세포의 먹이가 될 수도 있다. 이렇게 되면 단순한 감기가 폐렴이 되어 고열이 나고 호흡곤란에 빠지는 일도 있다. 이때 안정을 취하면 산소 소비량이 억제되는데, 그 여분의 산소를 백혈구에 보낼 수 있게 된다.

●건강의 열쇠는 혈액●

혈액순환이 잘 돼야 암을 막을 수 있다

　바이러스를 해치운 림프구와 대식세포는 염증이 있는 곳에서 철수하여 림프관으로 들어간다. 림프관은 혈관 벽에서 밖으로 새는 혈액의 액체성분인 림프액을 회수해 심장으로 돌아오는 지름 1~2mm의 가느다란 관이다. 림프관 곳곳에는 콩알만한 마디(림프선)가 있는데 침입자의 통행 중단을 요구한다.

　이들이 적을 처부순 공로자니까 그냥 지나가게 해주면 좋으련만, 자연계의 규칙은 매정해서 전체의 생명을 지키기 위해 안에 적을 품고 있을지도 모르는 위험물을 바이러스와 함께 처치한다. 림프관에 잠입한 암세포도 림프선에서 조사한 다음 대기 중인 림프구들이 잡아먹는다.

　그러나 암세포 쪽이 강하면 그곳에 암세포가 증식한다. 평소에 강력한 킬러 T세포를 양성해두면 암이 림프선으로 전이하는 것을 방지할 수 있는데, 그러기 위해서는 혈액순환이 잘 되게 백혈구에 산소를 충분히 공급해주어야 한다.

　림프선은 림프구를 생산하는 곳이기도 하다. 생긴 지 얼마 안 된 림프구는 여기에서 몸 속의 세포와 유해한 물질을 구분하는 능력이 있는지 검사를 받는데, 능력이 있다고 인정된 림프구만이 살아남고 그렇지 않은 것은 폐기처분된다.

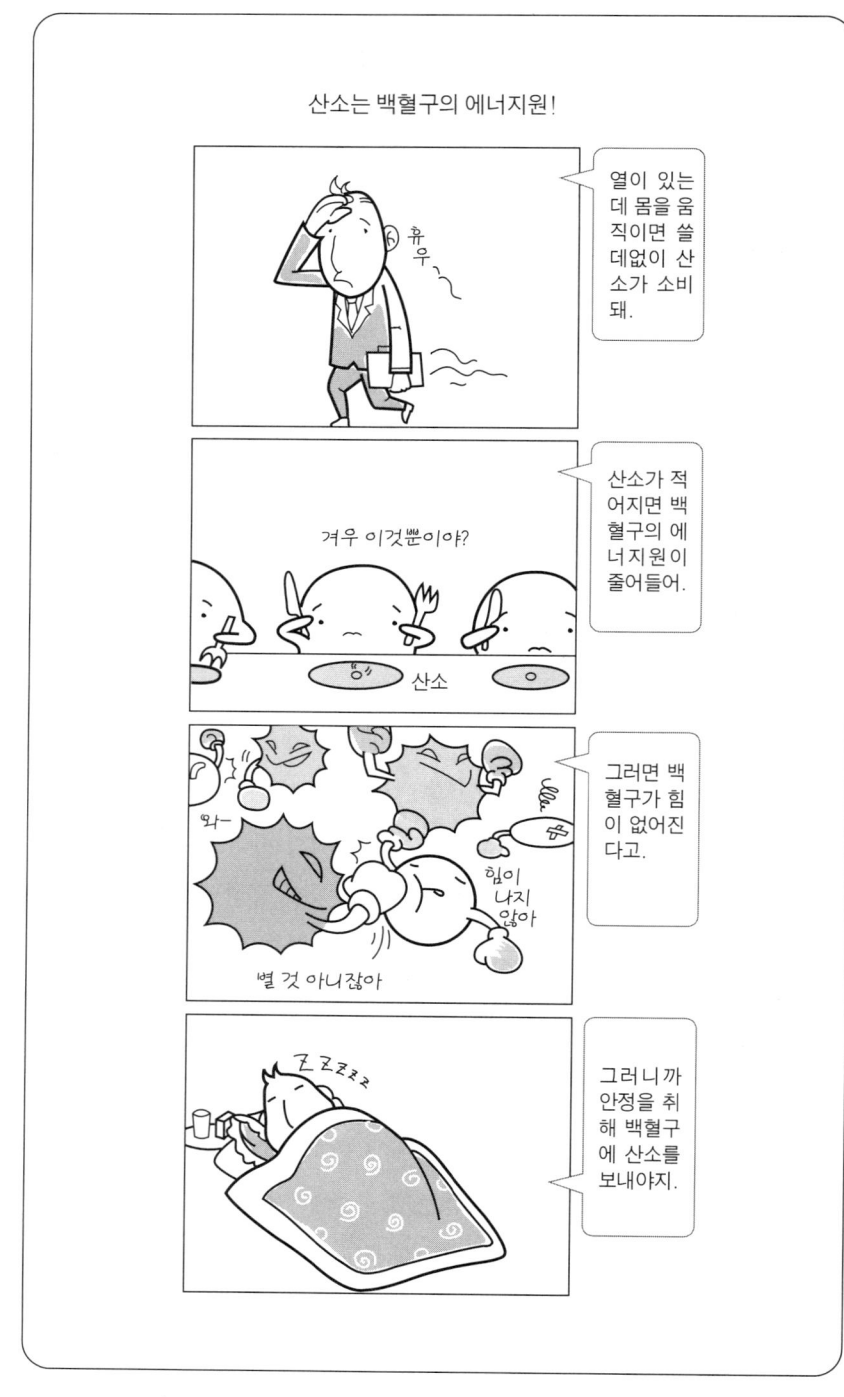

알레르기가 생기는 이유

　백혈구의 일종인 호산구는 침입물을 감정하는데, 침입물이 유해하다고 판정되면 면역항체를 만든다. 신장 위에는 부신이라는 장기가 있는데, 그 바깥쪽 부분인 부신피질은, 이 작업이 잘 진행되는지 감시한다. 항체가 과잉 생산되지 않도록 지키고, 재고가 쌓이면 호르몬의 일종인 스테로이드를 내보내 생산을 중지시킨다. 그런데 이 미묘한 조정작업이 잘못되면 천식이나 화분증, 두드러기 등 알레르기 질환이 나타난다. 호산구가 신체 내부의 정상조직을 유해한 이물질로 오해해 항체를 만드는 사람도 있는데 이것이 자기면역질환이다.

　팔꿈치나 손목, 무릎의 관절이 빨갛게 부어오르고 아픈 관절 류머티즘, 팔꿈치 주변의 피부가 무두질한 가죽처럼 굳어지는 강피증, 적혈구를 파괴하는 용혈성 빈혈 등의 면역질환 이외에도 여러 가지 질병과 연결되는데, 유전자 장애인지 부신피질의 실수인지 그렇지 않으면 림프구선의 기능에 문제가 생긴 것인지 원인은 알 수 없다.

　부신피질호르몬은 염증을 진정시키고 면역을 조절하며 부어오른 것을 가라앉게 하는 등 자연치유력을 뒤에서 지원하기 때문에 치유약으로도 사용된다. 스테로이드제는 잘 듣지만 남용하면 부작용이 커서 얼굴이 동그랗게 되고 살이 찌며 부스럼과 소화성 궤양이 나타날 수 있으며, 최악의 경우에는 부신피질이 쇠퇴하고 감염저항력이 떨어질 수 있으므로 주의해야 한다.

힘 센 백혈구 만들기

1컷:
- 산소
- 혈전이나 지방 덩어리
- 아이쿠~
- 아이쿠~
- 어휴~ 힘들어
- 혈관이 가늘어진다.
- 장애물이 생긴다.
- → 몸을 잘못 관리하거나 스트레스로 혈액의 흐름이 나빠지면

2컷:
- 얏-
- 아아~
- 백혈구
- 암세포
- 아, 안 돼…
- → 에너지가 부족해져 유해균에게 지고 말아.

3컷:
- 몸에 좋은 식사
- 운동
- 염분 섭취를 줄이고 녹황색 채소를 먹는다.
- → 피가 원활하게 흐르면

4컷:
- 어때!
- 내가 졌어.
- → 암도 거뜬히 이길 수 있지

●건강의 열쇠는 혈액●

표 1. 자연치유력의 주역, 백혈구 집단이 하는 일

명 칭	모 양	하는 일
호중구 (NEUT)		세균을 먹는다.
림프구 T세포 (LYNPH)	헬퍼 T세포	이물질을 발견한다.
	내추럴 킬러 T세포	바이러스나 암세포를 파괴한다.
림프구 B세포 (LYNPH)		항체를 만든다.
단구 (MONO)	변신하면 → 대식세포 (매크로파지)	뭐든 먹는다.
호산구 (EOSIN)		알레르기 반응의 항체를 만든다.

* 명칭에서 영문은 혈액검사표에서 사용하는 표기명.

부종은 몸속에 쓰레기가 쌓였다는 신호

　혈관에서 나온 혈액의 액체성분인 림프액은 세포 사이를 천천히 떠다니면서 표면에 부착되어 있는 불순물을 씻어준다. 이 림프액이 림프관에 흡수되면 흐름을 타고 종착점의 왼쪽에서 정맥으로 들어가는데, 그 다음에는 심장으로 돌아와 혈액이 되어 다시 온몸을 순환한다.
　혈액의 흐름이 지체되면 림프액의 흐름이 나빠져서 부종이 생긴다. 부어오른 곳은 피부에 광택이 있으며 주름과 혈색이 없다. 또한 피하의 정맥이 보이지 않으며, 손가락 끝으로 누르면 잠깐 우묵하게 들어간다.
　나이가 많은 사람은 발등이나 복사뼈 주변이 잘 부어오르는데, 이것은 혈액의 흐름이 막혀서 생긴 것이다. 그러나 젊다고 해서 부종이 생기지 않는 것은 아니다. 수면이 부족해 피로가 쌓이면 눈꺼풀이 부어오르는데 이것은 국소의 일시적인 혈행부전 때문에 생긴 것으로 하룻밤 푹 자고 나면 없어진다. 그렇지만 눌렀을 때 통증이 있으면 림프관염이 아닌지 의심해봐야 한다. 또한 부종은 울혈성 심부전이나 신부전, 림프선 절제수술 후에 흔히 나타난다. 혈액순환이 좋으면 림프액의 흐름도 좋아지고 병에 대한 저항력도 높아진다.

몸의 산성화가 부르는 과로상태

학교에서 배운 산과 알칼리를 떠올려 보자. 용액에 청색 리트머스 시험지를 넣어 빨갛게 변하면 산성, 적색 리트머스 시험지를 넣어 파랗게 변하면 알칼리성이라고 배웠다. 단위 페하(pH)가 7.0은 중성, 그보다 크면 알칼리성, 작으면 산성이다. 세포는 체액(혈액과 림프액)이 약알칼리성인 pH 7.4에서 가장 활발하게 일할 수 있다. 이 수치가 조금이라도 달라지면 세포의 활동력은 뚝 떨어진다. 특히 조금이라도 산성 쪽으로 기울면 심상치 않은 일이 생긴다. pH 7.2가 되면 심장은 약하게 고동치고 있을 뿐 쇼크 상태이고, pH 7.0 이하에서는 심장이 움직일 수도 없다. 그런데 pH가 산성으로 기우는 가장 큰 원인은 혈액순환부전이다.

혈액순환이 나쁘면 세포에 산소가 충분하게 공급되지 못하기 때문에 물질의 연소가 이도 저도 아닌 어중간한 상태로 끝난다.

포도당이 완전 연소하면 마지막에는 탄산가스와 물이 된다. 그러나 연소반응이 도중에서 멈추면 산성 케톤체가 생긴다. 케톤체란 피곤할 때 몸에 쌓여 어깨결림과 등 근육통의 원인이 되는 피로물질이다. 문질러서 풀면 기분이 좋아지기 때문에 근육염이나 신경통이 아니라는 것을 금방 알 수 있다.

초조, 분노, 피로 등 스트레스가 더해지면 가는 혈관이 수축한다. 그 결과 세포에 산소가 부족하게 되어 당의 연소가 불완전하게 끝나는데, 이렇게 되면 케톤체가 늘어나 혈액이 산성 쪽으로 기울고 심장과 내장의 활력이 떨어져 혈액순환이 더욱 나빠진다. 이렇게 해서 악순환에 빠지고 과로 상태가 되는 것이다.

    피곤하다고 생각되면 먼저 심호흡, 그것도 복식호흡을 몇 번 반복해서 산성인 탄산가스를 몰아낸다. 그런 다음에 알칼리성 식품을 많이 섭취해 pH의 회복을 꾀한다. 따라서 산성인 스테이크에 알칼리성인 감자와 샐러드, 술 중에서도 예외적으로 알칼리성인 와인이 나오는 양식 메뉴는 이치에 맞는 메뉴라 할 수 있다. 표 2에 대표적인 알칼리성 식품을 정리했으니 참조하기 바란다.

자외선과 담배의 해악

 산소에는 우리 몸에 유익한 산소와 유해한 산소가 있다. 유익한 산소는 일반 산소를 말하는데, 이 산소가 없으면 사람은 한순간도 살 수 없다. 유해한 산소는 일반적으로 프리라디칼이라 부르는 활성산소이다. 활성산소의 역할은 복잡하다. 있어도 곤란하고 없어도 곤란한 것이 이 활성산소이다.
 먼저 보통 산소가 어떻게 활성산소로 변하는지 알아보자.
 산소 원자 주위에는 몇 개의 전자가 두 개씩 짝을 지어 침착하게 돌고 있다. 그런데 가장 바깥쪽을 돌고 있는 전자 하나가 외부에서부터 힘을 받아 궤도에서 떨어져 나가는 경우가 있다. 그러면 행동을 같이 해온 짝을 잃은 전자는 침착성을 잃고 난폭해진다. 이것이 활성산소이다.
 활성산소가 생기는 원인 물질은 자동차의 배기가스, 공장의 매연, 다이옥신, 담배 연기, 광화학 스모그, 자외선 등이다.
 일반 산소는 몸의 지시대로 천천히 산화반응을 일으킨다. 그러나 난폭해진 활성산소는 급속히 산화해 체내를 닥치는 대로 공격하는데, 활성산소가 가장 좋아하는 것은 세포막의 소재인 고도 불포화지방산이다. 활성산소는 혈관 내막을 손상시켜 동맥경화를 일으키며 폐와 위, 췌장의 세포와 유전자를 손상시켜 암이 생기게 한다.
 그러면 신체는 활성산소에 대한 해독제를 만들어 대항한다. 해독제를 활성산소에 반응시켜 무해한 물로 바꾸는 것이다.

산성 상태는 좋지 않아!

스트레스를 받으면 혈관이 수축하지.

안절부절 안절부절

심장도 산성 상태를 싫어해.

여기도 문제군

허~

산소 부족으로 피로 물질이 생기고 혈액이 산성으로 기울어.

후우~
하아~

그러니까 탄산가스를 몰아내기 위해 심호흡을 하거나

알칼리성 식품

알칼리성 식품을 많이 먹어야 해.

대표적인 해독제는 슈퍼 옥사이드 디스뮤타제(SOD)라 불리는 항산화 효소이다. 기타 혈액 단백질인 알부민과 카로틴(비타민 A의 전구물질), 비타민 C, 비타민 E 등에도 해독 효과가 있다. 이러한 비타민을 많이 함유한 식품에는 어떤 것이 있는지 표 3을 참조하라. 해독식품을 적극적으로 섭취하면 활성산소가 몸을 손상하지 못하게 막을 수 있다.

표 2. 피로해소에 좋은 알칼리성 식품

콩류	대두, 두부, 팥, 완두콩, 강낭콩
채소, 해초	생강, 시금치, 인삼, 토란, 감자, 우엉, 양배추, 무, 호박, 버섯, 연근, 가지, 양파, 미역, 다시마, 단무지
과일	바나나, 딸기, 오렌지, 사과, 배, 포도, 수박, 귤
버섯류	송이버섯, 표고버섯, 양송이버섯
기호품	와인, 커피, 차
기타	우유, 계란 흰자위, 매실장아찌, 식초

표 3. 건강유지에 좋은 활성산소 해독 식품

어패류	정어리, 말린 청어알, 뱀장어 구이
채소	참깨, 인삼, 시금치, 호박, 무청, 마늘, 붉은 피망, 브로콜리, 양파
과일	딸기, 귤, 망고

활성산소를 물로 만들자!

산소원자 / **변신**

산소 원자에서 전자가 하나 떨어져 나오면

이히히히 / **활성산소** / 콕콕

원자가 난폭해져 혈관 내벽을 공격해.

이봐 / 이리와 봐 / SOD / 비타민 C / 비타민 E / 카로틴 / 알부민

카로틴 같은 해독제로 활성산소를 에워싸서 묶어 버리면

물

화학반응이 일어나 무해한 물이 되지.

노화와 암을 막는 세포의 자살현상

　난폭한 활성산소도 몸에 이로울 때가 있다. 예를 들면 시판되는 소독약 옥시풀(과산화수소수)은 활성산소의 강력한 살균작용을 이용하는 것이다. 활성산소는 에너지 생산공장인 세포 내부의 미토콘드리아에 일반 산소와 섞여 엄격하게 격리되어 보관된다. 그런데 세포가 손상을 입어 회복이 불가능해지면 내부에서 활성산소가 나와 이 손상된 세포막을 파괴한다. 생명을 살리기 위한 자연치유 과정의 하나로 생각할 수 있지만, 이 세포의 아포토시스(자살현상)를 누가 지시하며 어떻게 일어나는지에 대해서는 아직까지 알려진 바가 없다.

　활성산소는 암을 발생시키는 한 원인이 되지만 반대로 암세포가 자살하게 만들기도 한다. 체내의 유전자가 손상되면 매일 50개에서 200개의 세포가 돌연변이를 일으켜 암세포로 바뀐다. 사람에 따라서는 1,000개 이상인 경우도 있다. 그러나 인체를 구성하는 60조 개의 세포와 비교할 때 아주 적은 숫자이다.

　생긴 지 얼마 안 된 암세포는 아포토시스로 처리되고 살아남더라도 백혈구의 먹이가 된다. 그렇지만 체력이 약해지고 저항력이 떨어지면 암세포는 인체방어망을 뚫고 증식해간다. 빠르게 진행되는 노화와 암을 막는 데는 자연치유력을 확실히 유지하는 것이 무엇보다 중요하다.

　자연치유력은 산소와 혈액을 몸의 구석구석까지 배달하는 혈관의 상태에 달려 있다. 혈관이 손상되면 병으로 질주하는데 이 질주를 멈추게

할 수가 없다. 혈관의 노화란 동맥경화를 말하는데, 이미 생긴 동맥경화는 고칠 수 없으므로 더 심해지지 않게 해야 한다.

다음 장에서 동맥경화는 어떻게 생기고 그것을 막기 위해서는 어떻게 하면 좋은지 알아보기로 하자.

표 4. 자연치유력을 강화하는 방법 12가지

방 법	이 유
1. 매일 거르지 않고 운동 한다.	근육의 움직임이 림프의 흐름을 좋게 한다.
2. 복식호흡을 하루에 몇 번 한다.	탄산가스를 내보내고 혈액을 알칼리성으로 유지한다.
3. 녹황색 채소를 많이 섭취한다.	활성산소의 해독.
4. 적당량의 돼지고기, 어류, 달걀, 소량의 쇠고기를 섭취한다.	활성산소의 해독.
5. 표고버섯, 양송이버섯, 송이버섯을 먹는다.	면역력을 높여 주는 신비로운 힘이 있다.
6. 직사광선을 피한다.	자외선은 활성산소를 만든다.
7. 담배를 피우지 않는다.	저 타르라 할지라도 내뿜은 연기에 독가스가 가득하다.
8. 적당량의 술을 마신다.	소량을 천천히 마시면 스트레스가 해소된다.
9. 소식한다.	과식, 비만은 저항력을 떨어뜨린다.
10. 일찍 자고 일찍 일어난다.	자율신경의 리듬을 타고 활력이 높아진다.
11. 하루 세 시간 이상 숙면한다.	휴식 중에 에너지가 충전된다.
12. 긍정적으로 사고한다.	사소한 일을 걱정하지 않게 된다.

알아두면 좋아요

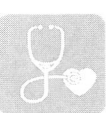 손발에 생겼다가 없어지는 큰 반점

팔과 다리에 때로 단단하고 엷은 다갈색의 반점이 생긴다며 50대 여성이 진찰을 받으러왔다. 반점은 며칠 지나면 자연스럽게 사라지긴 하지만 복용하고 있는 혈압약의 부작용이 아닌지 모르겠다고 걱정했다.

이것은 불포화지방산의 연소가스인 과산화지질이 피하로 나온 것으로 40대 후반부터 나타나기 시작하는데, 세포가 파괴되기 쉽게 만들어져 있기 때문에 생긴다. 이것을 대식세포라고도 불리는 매크로파지가 깨끗하게 청소해주는데, 특별히 해는 없다.

그리고 언제까지나 사라지지 않는 갈색 반점은 노화한 피부세포에 멜라닌 색소가 침착한 것으로 의료용 레이저로 제거할 수 있다.

병나기 전에 꼭 읽어야 할 책

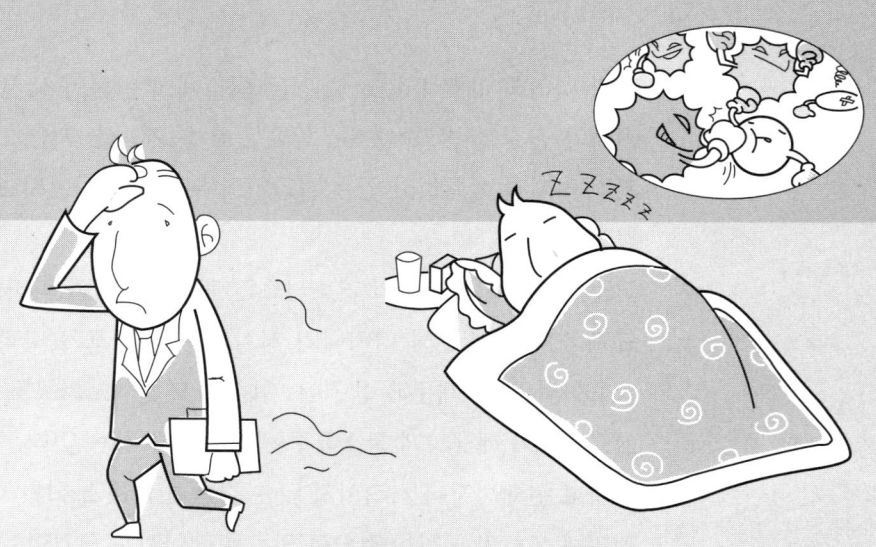

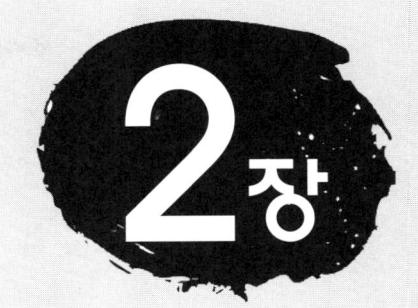

병을 일으키는 6대 요소 뿌리뽑기

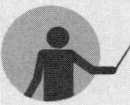
이렇다 할 증상이 없기 때문에 병이라고 느끼지 못하는 경우가 많다. 의학적인 검사를 받아야만 비로소 발견되는 '건강하지 않은 상태'가 있는데, 이를 그대로 방치해 두면 병이 점점 진행된다. 병의 원인이 되는 6대 요소는 고혈압, 고지혈증, 초기 당뇨병(합병증을 일으키기 전), 비만, 과로, 흡연이다. 이들은 혈관에 장애를 일으키는데, 이를 방치해 혈액순환이 잘 안 되면 갑자기 가슴에 뜨거운 부젓가락을 댄 듯한 심한 통증과 머리가 깨지는 듯한 아픔을 느끼기도 하고 기절하기도 한다. 말을 할 수 없고 눈으로 볼 수 없으며 손발을 움직일 수 없는 본격적인 병이 몸을 공격하는 것이다.

이러한 무서운 병으로 쓰러지지 않기 위해서는 자연치유력의 원천인 혈관을 지키는 일이 무엇보다 중요하다. 여기서는 그것을 위해 어떻게 하면 좋은지 알아본다.

●병을 일으키는 6대 요소 뿌리뽑기●

병의 원인이 되는 생활습관 점검표

건강유지에 문제가 없는지 지금까지의 생활습관을 점검해보자.

다음 표에서 자신의 생활습관을 체크해보기 바란다. 11점 이상이면 병이 확실히 진행되고 있는 것이다. 이 경우에는 서둘러 생활습관을 바꿀 필요가 있다.

0점	1점	2점
Check❶ 안절부절못하는 빈도 ☐ 별로 없다.	☐ 2, 3일에 1번	☐ 매일 1번 이상
Check❷ 화가 났을 때 ☐ 즉시 냉정을 되찾는다.	☐ 반나절 정도 기분이 나쁘다.	☐ 며칠 신경이 쓰인다.
Check❸ 식사의 염분량 ☐ 담백한 맛을 좋아한다.	☐ 별로 신경 쓰지 않는다.	☐ 짜게 먹는다.
Check❹ 외식, 패스트푸드 ☐ 별로 먹지 않는다.	☐ 때때로 먹는다.	☐ 매일 한 끼 이상 먹는다.
Check❺ 야식 ☐ 좀처럼 먹지 않는다.	☐ 때때로 먹는다.	☐ 매일 먹는다.
Check❻ 녹황색 채소 ☐ 반드시 매일 먹는다.	☐ 가끔 먹는다.	☐ 거의 먹지 않는다.
Check❼ 담배 ☐ 피우지 않는다.	☐ 5년 이상 금연	☐ 끊지 못한다.
Check❽ 매일의 음주량 ☐ 1병까지	☐ 2병 정도	☐ 3병 이상
Check❾ 운동 ☐ 매일 30분 이상 산책	☐ 월 1회 골프나 테니스	☐ 전혀 하지 않는다.

평가
- 0~5점 : 나무랄 데 없이 훌륭하다.
- 6~10점 : 생활습관을 일부 고치는 것이 좋다.
- 11점 이상 : 병이 확실하게 진행되고 있다. 서둘러 생활습관을 고쳐야 한다.

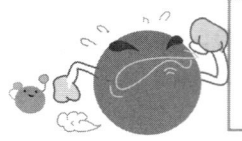

1 고혈압

젊었을 때 혈압이 정상이거나 조금 낮았던 사람도 40대가 되면 고혈압이 되는 경우가 있는데, 나이와 함께 혈관이 굳어지기 때문이다.

혈압이 높으면 안 되는 이유

혈압은 아무리 높아도 특별한 증상이 없다. 있다 하더라도 목이 당기거나 머리가 무거운 정도이다. 그러나 증상이 없다고 해서 괜찮은 것은 아니다.

외국에서는 눈에 보이는 증상이 잘 나타나지 않는 고혈압을 사일런트 킬러(소리 없이 다가오는 살인자)라 부른다. 일을 척척 처리해내던 사람이 어느 날 갑자기 심장발작으로 목숨을 잃는다는 의미이다.

고혈압은 심장에 중노동을 시킨다. 아무리 강한 심근이라도 긴 시간 혹사당하면 점점 손상되어 심근 장애, 심장비대, 심부전이 되는 것이다.

또한 혈액의 높은 압력은 혈관의 내벽을 강하게 때려 상처를 내고 그 상처 자리에 지방덩어리가 침투해 동맥경화가 된다. 정상적인 혈관은 감촉이 고무공과 같고 탄력이 있어 혈액이 많이 들어와도 자유자재로 늘어나 압력을 흡수한다. 100미터를 전력질주해도 최고혈압(수축기 혈압)이 150mmHg를 넘는 일이 없고 설령 높다고 해도 즉시 원래 상태로 돌아온다. 최고혈압은 최대 심장박동 상태로 혈액을 뿜어내는 심장의 펌프작용으로 나타난다. 심장이 수축해 혈액을 몸 속으로 보낼 때의 최고혈압은 정상이 100~140mmHg이다.

최고혈압이 높다는 것은 심장이 중노동을 하고 있다는 것을 나타낸다.

자신이 심장이 되었다고 생각해보자. 무게가 다른 덤벨을 세 개 준비한다. 처음에는 가장 가벼운 1kg짜리 덤벨을 어깨 높이에서 머리까지 1초 간격으로 1분 동안 60번 올렸다 내렸다 한다. 다 마쳐도 팔이 아프지 않을 것이다. 혈압으로 말하면 120mmHg 정도이다.

다음에는 3kg짜리 덤벨로 똑같이 해본다. 3kg은 상당히 무거워 다 마치면 팔의 근육이 당기는 듯한 느낌이 들 것이다. 혈압으로 말하면 150mmHg 정도로 조금 높은 편이다. 5kg짜리로 똑같이 해보면 이제 헉헉거리게 된다. 팔이 아파 도중에 그만두고 싶어진다. 혈압으로 말하면 180mmHg에서 200mmHg 정도가 된다.

뛰기 시작하면 누구나 최고혈압이 150~160mmHg 정도까지 올라간다. 쉬고 있을 때 최고혈압이 160mmHg이라면 심장이 쉴 새 없이 계속 달리는 것과 같다. 짧은 시간이라면 몰라도 며칠 동안 계속하면 심장이 견디지 못한다.

심장은 태어나서 죽을 때까지 몇십 년 동안 한 번도 쉬는 일 없이 일하면서 생명을 지킨다. 그러므로 심장을 혹사해 심부전으로 내모는 것은 어리석은 짓이다. 심장의 수명을 가능한 한 길게 하기 위해서는 고혈압이 되지 않게 해야 한다. 심장이 처리할 수 있는 여유 있는 업무량은 최고혈압이 100mmHg에서 높아도 150mmHg 정도이다. 이 범위 내에서 가끔 160mmHg이나 170mmHg 정도까지 올라가도 문제가 없다. 단지 지주막하출혈과 대동맥류, 심근경색 같은 중증 혈관병이 이미 있는 사람은 140mmHg을 넘기지 않게 철저히 관리해야 한다.

최고혈압보다 더 무서운 최저혈압

　최고혈압을 앞문의 이리라고 한다면 최저혈압(이완기 혈압)은 그 이상으로 무서운 뒷문의 호랑이라고 할 수 있다.

　순환기과 전문의는 최고혈압에는 그다지 신경쓰지 않는데, 최고혈압은 금방 떨어지기 때문이다. 반면 최저혈압이 100mmHg나 그 이상으로 올라가면 매우 걱정한다. 그 이유는 최저혈압이 높으면 영양혈관의 흐름이 나빠지고 혈관벽이 약해지기 쉽기 때문이다.

　영양혈관(feeding vessel)이란 혈관의 외벽 안을 흐르는 혈관으로 혈관벽 내에 있는 평활근이나 콜라겐 선유線維 등에 영양과 산소를 운반한다. 혈관내막 세포는 혈액에서 직접 영양과 산소를 받아들인다.

　동맥의 외벽은 혈압이 정상일 때 주름이 있고 영양혈관이 굵다. 그런데 최저혈압이 100mmHg보다 높아지면 동맥의 벽은 수축기에서도 확장기처럼 부풀어 주름이 없고 영양혈관이 머리카락처럼 가늘게 보인다.

　영양혈관이 일하는 시기는 확장기이다. 수축기에는 압박을 받아 졸졸 흐르다가 확장기에 압박이 풀리면 쏴 하고 흐른다(46쪽 그림 1 참조). 이 흐름은 관상동맥도 마찬가지다. 수축기에는 줄어든 심근의 압박을 받아 흐름이 떨어지고, 확장기에 심근이 느슨해진 틈을 타 혈액이 힘있게 흐른다.

●병을 일으키는 6대 요소 뿌리뽑기●

영양혈관과 관상동맥을 제외한 나머지 동맥은 모두 수축기에 혈액이 한꺼번에 밀려 흐르다가 확장기에는 졸졸 흐른다. 혈관을 튼튼한 상태로 오래 유지하기 위해서는, 최고혈압을 관리하는 것은 물론 최저혈압도 일정 범위가 되도록 관리해야 한다.

우리 안에 넣어두면 이리나 호랑이도 무섭지 않다. 최고혈압은 150mmHg 이하, 최저혈압은 90mmHg 이하가 현재의 고혈압 치료의 목표이다.

최저혈압의 상한을 90mmHg로 하는 이유는 최고혈압이 90mmHg이고 최저혈압이 70mmHg인 사람도 있기 때문이다. 최저혈압이 90mmHg보다 높다는 것은 확장기에도 수축기와 같은 정도의 압력을 받고 있다는 말이 된다. 혈관도 쉴 시간이 필요하다. 그러므로 최저혈압을 90mmHg 이하로 유지해야 한다.

그림 1. 고혈압은 왜 나쁜가 : 동맥의 구조

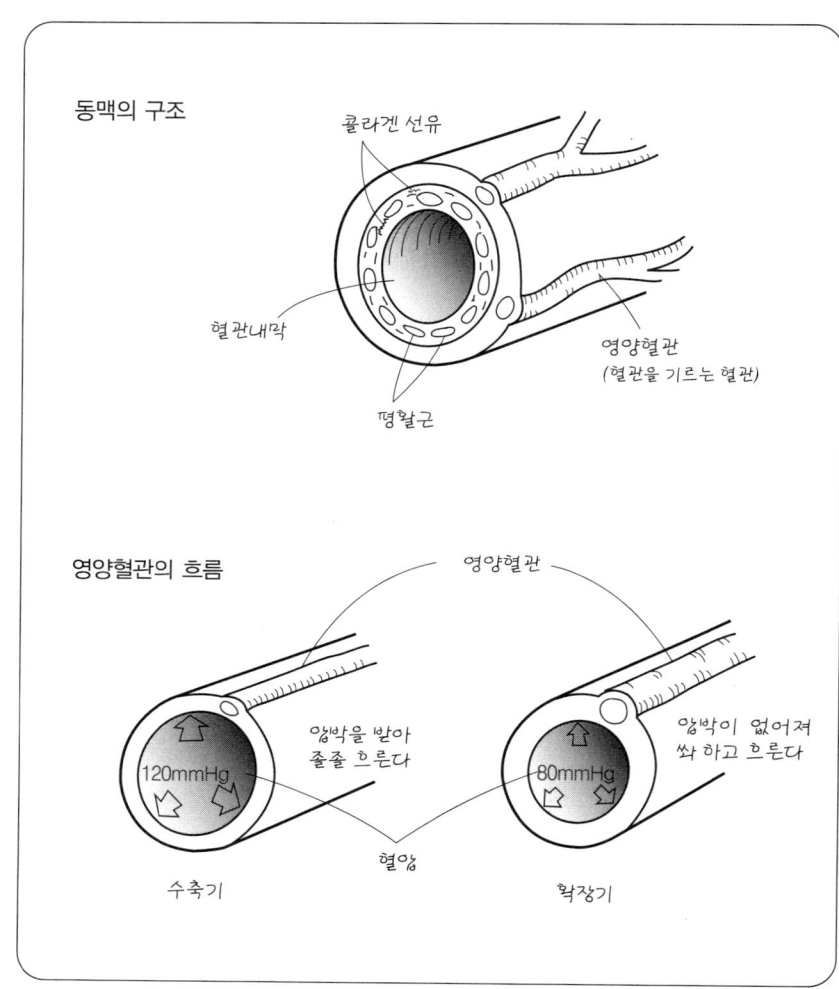

* 동맥의 수축기(심장이 줄어들었을 때)에 혈관의 안쪽에서부터 높은 압력을 받으면(그림 아래 왼쪽), 혈관에 영양과 산소를 보내는 영양혈관이 압박되어 흐름이 나빠진다. 확장기(심장이 늘어났을 때)에는 압력이 약해지기 때문에 몸에 산소와 영양이 충분히 공급된다.

염분을 적당히 섭취하면 혈압이 안정된다

최저혈압을 올리는 범인은 '염분의 과잉섭취'이다.

고무풍선에 수도의 호스를 연결해 물을 넣으면 풍선이 부풀어오른다. 물을 점점 더 넣으면 풍선은 터질 듯 크게 팽창한다. 밀폐된 풍선 속의 수압이 혈관으로 말하면 최저혈압에 해당한다. 풍선을 손으로 꾹 누르면 내압은 더욱 상승한다. 이것이 최고혈압이다.

염분은 물을 흡착하는 작용이 강하기 때문에 염분을 많이 섭취한다는 것은 인체라는 풍선 안에 물을 더 많이 흘려넣게 되는 셈이다. 물을 마시면 여분의 물은 땀이 되어 밖으로 배출되며, 체중의 60퍼센트라는 적정한 수분 균형이 유지된다. 그러나 체내에 염분이 많이 남아 있으면 수분이 밖으로 나오려고 해도 나올 수가 없다. 혈관 안은 수분으로 넘치고 최저혈압이 상승한다.

심장병으로 입원하면 원칙적으로 하루 염분 섭취량을 8g으로 제한한다. 우리나라의 염분 섭취량인 하루 평균 13g에 적응된 몸으로는 견디기 힘든 일일 것이다. 처음 며칠 동안은 음식이 왜 이렇게 맛이 없느냐고 불만을 터뜨린다. 그러나 일주일이 지나면 염분 섭취량을 제한한 효과가 나타나 혈압이 내려가기 시작한다. 그와 더불어 숨이 차던 것이 덜해져 몸이 가볍게 느껴진다.

고혈압이나 위암을 막기 위한 이상적인 염분 섭취량은 하루 6~8g이라 한다. 싱거운 음식을 잘 못 먹는다 하더라도 10g 이내로 억제하는 것이 좋다. 혈압이 높거나 심장이 나쁜 사람은 6g, 간장에 문제가 있는 사람은 5g이 적당량이다. 아프리카 수렵민족인 마사이 족의 하루 염분 섭취량은 평균 3g이다(표 5 참조).

하루 13g의 염분을 섭취하는 것에 적응되어 있던 사람이 갑자기 섭취량을 3g으로 줄이면 흔들흔들해서 일어설 수조차 없다. 그러므로 눈에 띄지 않게 조금씩 줄여 몸이 적응할 수 있게 해야 한다.

염분이 적어 맛이 없을 때는 후추나 고추, 미림(맛이 단 일본 술) 등의 향신료나 조미료를 넣어 맛에 변화를 주는 것이 좋다.

혈압이 낮아도 동맥경화는 생긴다

 10대에 동맥경화가 생기기 시작하는 사람이 있는 반면, 90세인데도 혈관이 유연한 사람이 있다. 그러나 일반적으로는 나이가 들면 콜라겐 선유나 엘라스틴 선유는 굳어지고 혈관의 신축성은 쇠퇴한다.

 동맥경화는 고속도로의 자동차 사고에 비유할 수 있다. 사고현장은 도로 폭이 좁아져 정체현상이 나타나지만, 그곳만 지나면 원래의 속도로 달릴 수 있다.

 자신의 왼손 등을 오른손으로 탁탁 두드려보자. 가볍게 두드리면 몇 시간을 두드려도 아프지 않다. 정상혈압에서는 혈관내벽에 상처가 나는 일은 없다. 다음에는 마음껏 강하게 두드려보자. 그러면 피부가 붉어진다. 더 계속하면 피가 번지거나 표피가 벗겨질 수도 있다.

 혈관내막도 높은 충격파를 집중적으로 반복해서 받으면 찢어지거나 벗겨진다. 혈관의 굽은 모퉁이나 여러 갈래로 나뉘는 곳은 동맥경화가 잘 생기는 곳이다. 또한 고혈압 외에 활성산소도 혈관내막을 손상시킨다.

 혈압이 정상이거나 낮은 경우라도 동맥경화 또는 동맥류가 생기지 않을 것이라고 안심할 수 없다. 활성산소는 언제 어디서든 발생하기 때문이다. 담배 연기나 자동차의 배기가스 안에는 활성산소가 우글거린다.

표 5. 짜고 매운 음식에 주의 : 음식에 함유된 염분의 적당량

음 식	내 용	양(g)
회정식	간장 1큰술, 국물, 김치	6
장어구이 덮밥	채소 절임, 맑은 장국	6
포크커틀릿 정식	소스 1큰술	5
우동	–	5
주먹초밥	간장 1큰술	5
도시락	–	4.5
커리라이스	피클	4.5
라면	간장맛	4
컵라면	컵들이	4
중국식 볶음밥	스프	4
스파게티	나폴리탄	4
절인 연어	작게 1토막	4
뱅어포	2큰술	3.5
어묵	1접시	3
샌드위치	1인분	2.5
생선조림	1토막	2.5
생선구이	1토막	2
비프스튜	–	2
마카로니 그라탱	–	2
고운 소금	1작은술	5
엷은 맛 간장	1큰술	2.9
진한 맛 간장	1큰술	2.7
된장	1큰술	2.2
매실장아찌	지름 2cm	2

* 염분은 하루 10g 이하로 제한할 것..

●병을 일으키는 6대 요소 뿌리뽑기●

　혈관내막은 타일벽과 비슷하다. 타일이 깨져 떨어지면 콘크리트 벽이 드러난다. 혈관에서 콘크리트에 해당하는 것이 콜라겐 선유이다. 보통은 혈관의 모양을 유지하는 지주 역할을 하지만 지주의 구조가 약해지면 혈액이 혈관내막으로 침입해 벽의 일부가 혹처럼 부풀어올라 대동맥에 큰 혹이나 뇌혈관에 콩알만한 혹이 생긴다. 이때 혈관의 혹은 얇아서 터지기 쉬운데, 뇌혈관의 혹이 파열되면 지주막하출혈이 된다.

　콜라겐 선유의 지주가 튼튼하면 혈액이 침투하지 못해 동맥류가 생기지 않는다. 혈관에 상처가 생겨도 혈액 안의 혈소판이 즉시 모여 감싸게 된다. 콜라겐 선유에 닿은 혈소판은 일종의 혈액 탱크를 죽 상태로 바꾸어 구멍을 막는다. 그런 다음 피의 덩어리, 즉 혈전이 생기면 출혈이 멈춘다. 딱지가 생기는 셈이다.

　그리고 3주 정도 지나면 딱지는 선유화되어 반흔이 되는데 손의 상처나 화상이 나은 흔적으로 생기는 흉터와 같다. 겉 색깔도 적갈색에서 흰색으로 변해 주위의 정상 혈관내막과 구분되지 않는다. 이런 경우, 사실 이 딱지가 위험요소가 될 수 있다.

　혈전이 딱지처럼 된 것을 위내막僞內膜이라 하는데 정상 혈관내막은 미끌미끌하고 부드러워 혈전이 생기기 어렵다. 그러나 위내막의 표면은 울퉁불퉁하고 딱딱해 혈전이 엉겨붙기 쉽다. 혈관의 상처는 나아도 혈관이 막힐 위험은 언제까지나 남는다. 그러므로 무엇보다도 혈관에 손상이 가지 않게 평소에 혈압을 관리하는 것이 중요하다.

> 알아두면 좋아요

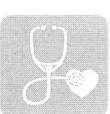 혈압이 집에서 잴 때와 병원에서 잴 때가 다르다

집에서 디지털 혈압계로 혈압을 재면 130/80으로 정상범위에 있는데, 병원에서 재면 170/100으로 나온다며 걱정하는 사람이 있다.

이것은 백의성 고혈압 white coat hypertension이지 실제 고혈압은 아니다. 의사가 입은 흰옷을 보면 긴장해 혈압이 올라가는 것인데, 이 경우에는 맥박도 동시에 빨라진다. 말하자면 100미터 달리기에서 출발 직전의 심정이다. 그렇지 않고 맥박은 매분 70번 전후로 보통으로 뛰는데 혈압이 높은 경우에는 집에 있는 디지털 혈압계가 정확한지 한번 병원에 갖고 가서 수은 혈압계와 비교해본다.

어떻든 남 앞에서 혈압이 올라간다는 것은 혈관이 상처받기 쉽다는 것이다. 이럴 때 소금을 적당히 먹으면 심리적으로 긴장해도 혈압이 올라가지 않는다.

알아두면
좋아요

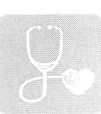 약과 식이요법의 병행

포도를 먹으면 어떤 종류의 강압제는 간장에서 분해가 늦어져 그만큼 혈압이 내려가 효과가 24시간 지속된다. 혈압약을 먹고 있는 사람은 매일 포도를 먹든가 아예 먹지 않든가 둘 중 하나를 택하는 것이 좋다. 그러나 약으로 혈압을 목표치까지 내리기도 몹시 힘든 일이므로 지나치게 내려갈까 걱정할 것은 없다. 만약 너무 내려가면 혈압약이 정말 필요한지 다시 체크해보아야 한다.

또한 혈압약과 청국장을 같이 먹으면 나쁘다는 말도 있는데, 이것은 잘못된 생각이다. 청국장을 먹으면 안 된다고 하는 것은 항응고제인 와파린을 복용하고 있는 사람에게만 해당된다. 와파린은 청국장에 함유되어 있는 비타민 K의 작용으로 파괴되어 약효가 없어진다. 이와 같은 경우에는 청국장 외에도 다시마나 김 등 해조류도 주의해야 한다. 청국장에는 양질의 단백질이 함유되어 있고 혈액 응고를 막는 작용도 하므로 와파린을 복용하지 않는 사람에게 권할 만한 음식이다.

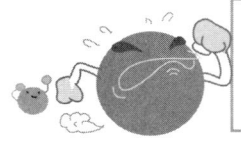

2 고지혈증

혈관내막에 상처가 생기면 상처난 자리를 통해 나쁜 콜레스테롤인 LDL 콜레스테롤이 혈관벽 안으로 침투한다. 보통은 좋은 HDL 콜레스테롤이 찾아와 "그곳에 들어가면 안 돼. 빨리 나와" 하며 강하게 끌고 나가기 때문에 아무일 없이 상처가 낫고 흉터만 남는다. 그러나 좋은 콜레스테롤의 수가 적으면 대세에 밀려 많은 나쁜 콜레스테롤이 그곳에 남게 되는데, 어느 순간에 이들은 활성산소의 먹이가 돼버린다. 산화되고 변질된 나쁜 콜레스테롤을 백혈구 군단이 유해물로 판정하면 여기저기서 대식세포가 달려들어 나쁜 콜레스테롤을 먹어치운다. 지방 덩어리를 배불리 먹은 대식세포는 거품투성이로 보이기 때문에 포말세포라 한다.

사건 현장은 지방 덩어리와 포말세포 무리로 북적거리기 때문에 불룩해진다. 내부에 죽 같은 걸쭉한 지방 덩어리가 굳어 있기 때문에 이를 죽상 동맥경화라 한다. 이것이 보통 말하는 동맥경화이다(그림 2 참조).

사람에 따라 동맥경화가 잘 생기는 곳이 다르다

지방 덩어리는 혈관 안쪽에 흙더미처럼 밀려나와 있는데, 그렇다고 전신의 혈관에 같은 정도의 동맥경화가 생기는 것은 아니다. 동맥경화가 생기기 쉬운 곳은 사람에 따라 다르다. 뇌동맥에 생기는 사람이 있는가 하면 관동맥이나 대동맥, 손발의 혈관에 생기는 사람도 있다.

이것은 혈관의 반응 방법이 장소에 따라 다르기 때문인데, 손발의 혈관에 생기는 폐색성 동맥경화는 혈전이 딱지처럼 된 위내막이 생겨 혈관 전체가 단단하게 좁아져 있다(그림 3 참조).

동맥경화의 3대 해악

고혈압에서 설명했듯이 동맥경화는 정상혈압에서도 생긴다. 동맥경화의 원인은 담배 연기나 자동차의 배기가스에 함유되어 있는 활성산소이다.

동맥경화의 가장 큰 폐해는 일단 발병하면 혈압이 높아지고 그것이 원인이 되어 다시 동맥경화가 되는 악순환의 연속이라는 점이다. 왜 그렇게 되는지 수도 호스를 예로 들어 설명하겠다. 보통의 수압에서는 물이 포물선을 그리면서 앞으로 나간다. 이때 호스 입구를 가볍게 누르면 아무런 변화도 없다. 그러나 강하게 꾹 누르면 순간 세차게 튀어오른다. 동맥경화가 생긴 곳에서도 이런 현상을 볼 수 있다.

동맥경화가 가벼울 때는 혈류를 방해하는 것도 없고 증상도 없다. 그러나 좀더 심해지면 혈류가 밀리고 혈압이 올라간다. 마치 꾹 누른 호스의 입구 같은 상태가 되는 것이다. 그리고 혈액은 이 좁은 통로를 지나면서 갑자기 맹렬한 기세로 흐르기 시작한다.

혈류 속도가 두 배가 되면 충격력은 제곱인 네 배가 되므로 에너지가 높은 급류가 혈관내막에 부딪혀 거기에 새로운 상처를 만든다. 이와 같이해서 동맥경화가 연쇄반응처럼 계속해서 증가한다.

그림 2. 동맥경화가 생기기까지(죽상 동맥경화)

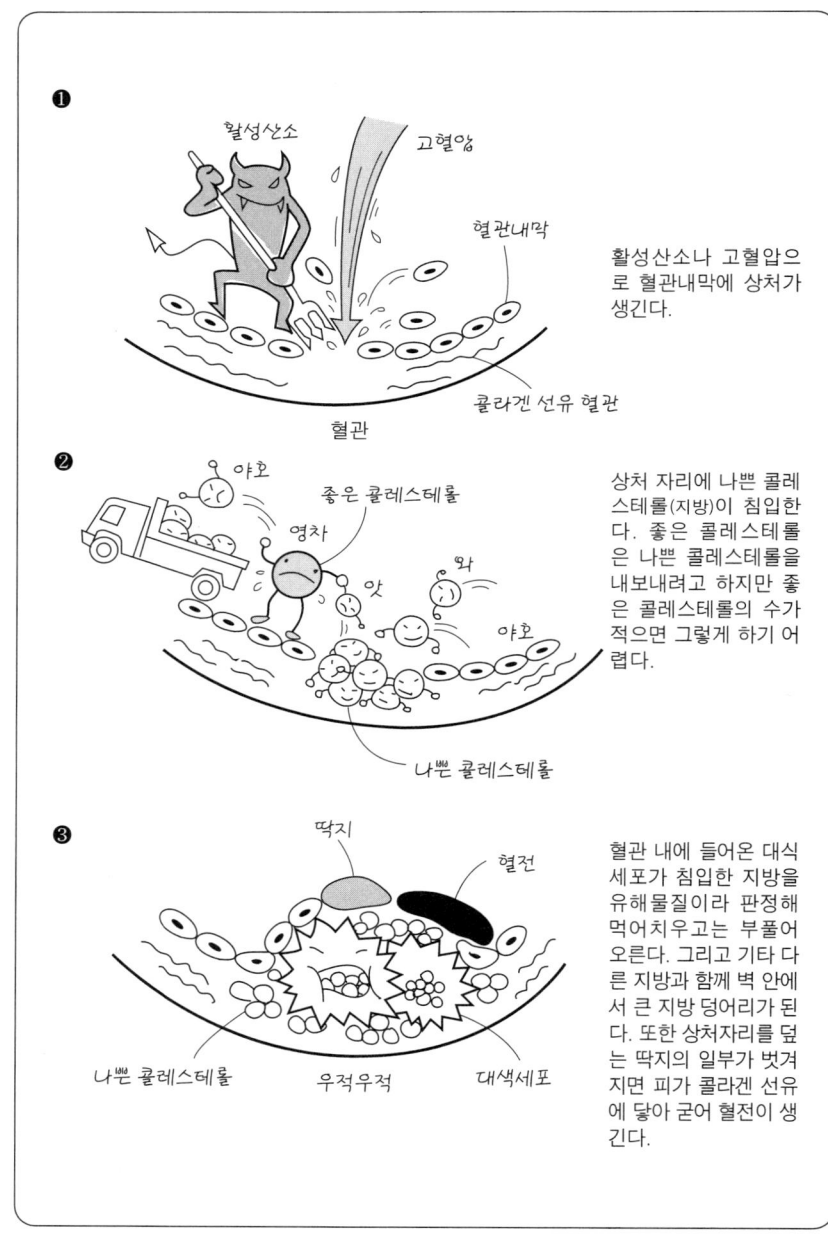

그림 3. 동맥경화의 진행 상황 1

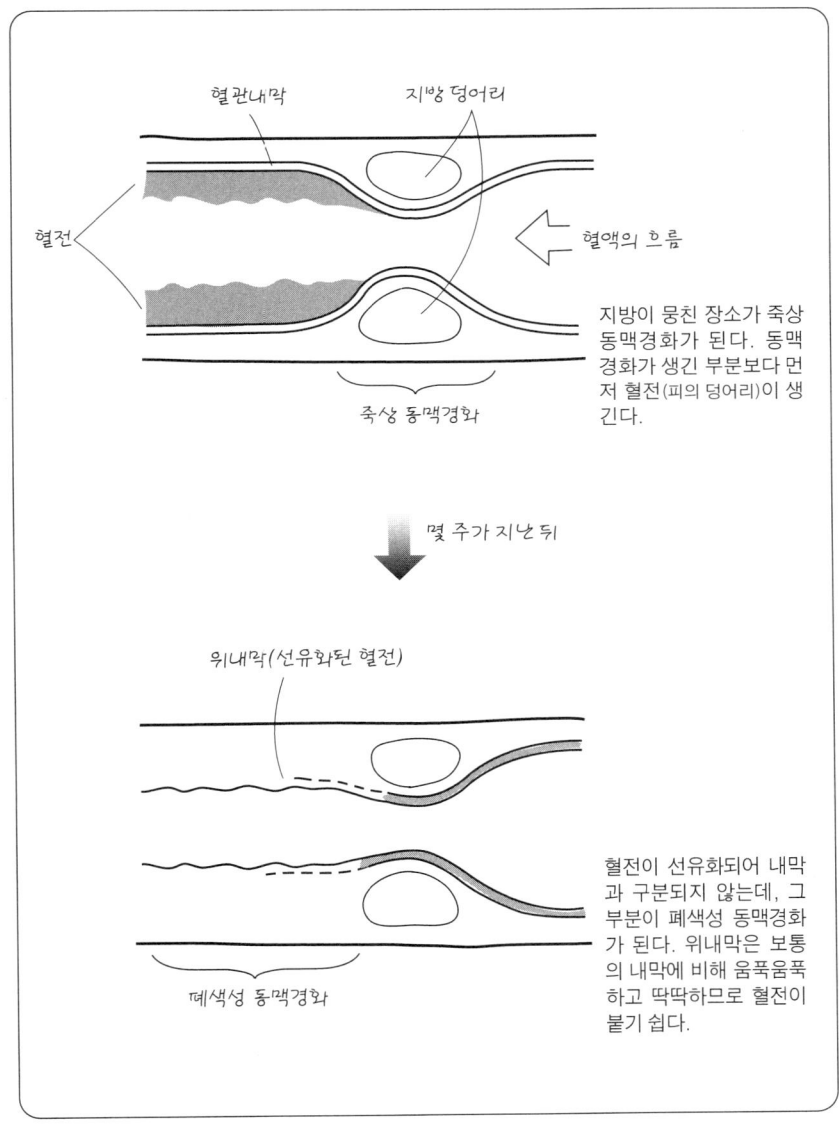

동맥경화의 두 번째 폐해는 혈전이 생기기 쉬워진다는 점이다.

동맥경화가 있으면 혈액은 소용돌이처럼 빙글빙글 돌면서 좁은 출구로 향한다. 이것만으로도 흐름이 밀리게 되어 혈전이 생기기 쉬운데, 거기에 동맥경화 표면을 덮고 있는 딱지까지 쉽게 벗겨지게 되어 내부의 콜라겐 선유마저 드러나게 된다. 그러면 선유에 접해 있는 혈액 속의 혈소판이 다가와 피가 굳고 혈전이 생긴다. 이 혈전이 커지면 혈관 전체를 막는데, 정도에 따라 허혈과 경색(세포가 줄어 없어짐)까지도 일으킨다.

세 번째는 출혈이다. 동맥경화라는 말의 어감은 '혈관이 단단하고 튼튼해진다'는 느낌이지만, 실제로는 너덜너덜해져서 찢어지기 쉽다. 즉 출혈하기 쉬운 상태가 되는 것으로 동맥경화라 하기보다 동맥취약화라 하고 싶을 정도이다.

모래성처럼 부풀어올라 동맥경화가 생긴 곳을 손가락으로 누르면 노란 지방 덩어리가 툭 튀어나오는데 기분 나쁘게도 그 양이 엄청나다. 이런 혈관을 본 사람이라면 누구나 한숨을 쉴 것이다. 그래서 여기서는 동맥경화가 생기게 된 원인이 도대체 무엇인지 조사해보기로 하자.

●병을 일으키는 6대 요소 뿌리뽑기●

그림 4. 동맥경화의 진행 상황 2

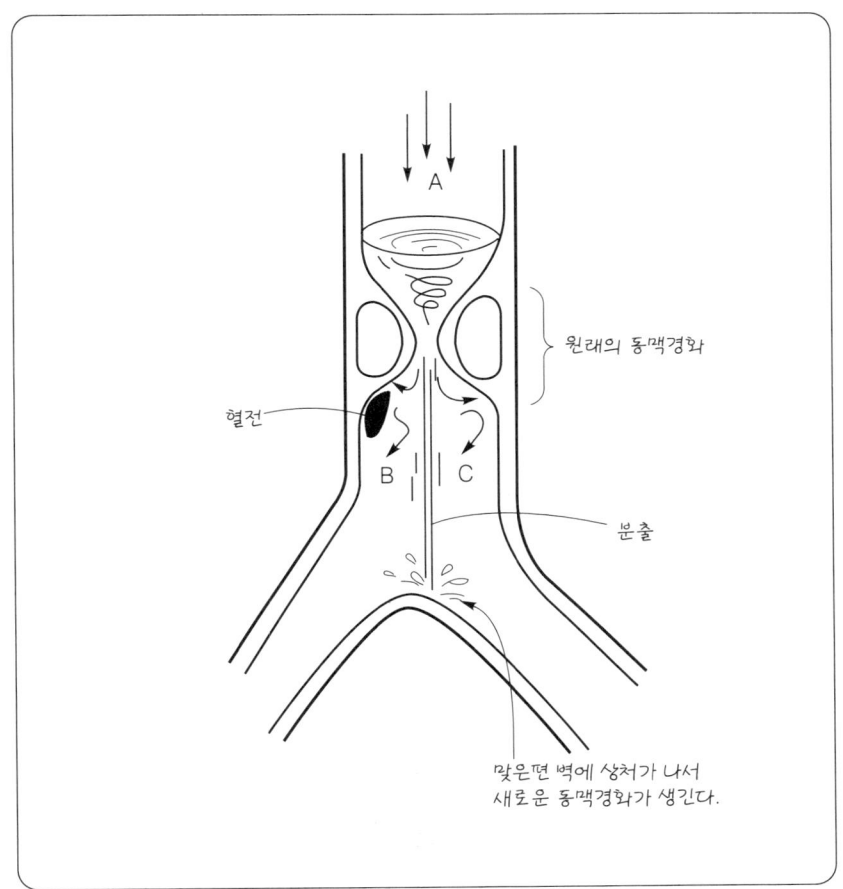

* 동맥경화에 의해 혈관이 급격하게 좁아지기 때문에 A 부분에서 혈액의 흐름이 소용돌이치는 모양이 된다. 이것이 좁은 통로를 통과한 후 뿜어져 나와 C 부분 맞은편 혈관 벽에 상처를 낸다. 그래서 여기에 새로운 동맥경화가 생긴다. 또 B 부분에서는 화살표와 같이 혈액이 빙글빙글 돌며 머물기 때문에 혈전이 생기기 쉽다.

콜레스테롤의 정체

'콜레스테롤'이라고 하면 먼저 나쁜 이미지가 떠오르지만, 실제로는 좋지도 나쁘지도 않다. 콜레스테롤은 생명활동에 빼놓을 수 없는 인체의 구성요소로, 불포화지방산과 함께 세포막의 소재가 되며 남성 호르몬과 여성 호르몬의 원재료가 되기도 한다.

콜레스테롤은 어른의 몸에 120g 정도 있으며, 그 중 80퍼센트는 체내의 당과 중성지방에서 만들어진다. 나머지 20퍼센트는 식품으로 섭취하게 되는데, 식사로 취하는 양은 하루에 300mL면 충분하다.

콜레스테롤의 섭취량이 많으면 체내의 합성억제 기능이 작용하게 된다. 남은 콜레스테롤은 담즙에 섞여 간장에서 담낭으로, 그리고 십이지장에서 대장을 돌아 체외로 배출된다. 양이 많으면 도중에 굳어버려 담석이 되기도 한다. 콜레스테롤은 기름에 녹기 때문에 식품 속에서든 체내에서든 지방에 섞여 존재한다. 그 때문에 흔히 지방의 일종으로 오해하기도 하는데, 실제로는 수산기(OH)가 있는 알코올의 일종이다.

콜레스테롤은 물에 녹지 않기 때문에 혈액과 융합하지 못한다. 그래서 혈액 속에 들어가면 하나의 덩어리가 되어 단백질 속에 숨는다. 말하자면 단백질 캡슐을 타고 혈액 속을 여행하는 것이다. 이 캡슐은 지방(리포)을 포함한 단백질이라는 의미에서 '리포단백질'이라 한다. 사실 콜레스테롤이 범행에 가담하느냐, 그렇지 않고 방범대원이 되느냐는 이 리포단백질에 달려 있다. 비중이 낮은 리포단백질에 탑승한 콜레스테롤은 나쁜 것이 되고, 비중이 높은 리포단백질에 탑승한 콜레스테롤은 좋은 것이 된다.

원래 콜레스테롤은 단순한 승객에 지나지 않으며 좋지도 나쁘지도 않아서 어느 조직에 속하느냐에 따라 좋은 일을 하기도 하고 나쁜 일을 하기도 할 뿐이다. 그러므로 우리는 콜레스테롤을 마구 늘리거나 줄이지 않도록 균형 잡힌 식사를 해야 한다(표 6과 표 7 참조).

콜레스테롤을 늘리는 식품군을 보면 쇠고기, 달걀, 중하(중간 크기의 새우), 초콜릿 등 맛있는 식품이다. 이에 비해 콜레스테롤을 줄이는 식품군은 식물성 기름을 비롯하여 참깨, 콩, 채소, 호박 등 맛이 없는 식품이 대부분이다. 자신의 혈관을 건강하게 지키기 위해서는 양쪽을 적절히 섭취해야 한다.

표 6. 콜레스테롤을 늘리는 식품

식품명	양	무게(g)	콜레스테롤 지수	칼로리(kcal)
알류				
달걀	1개	50	65.4	80
달걀 노른자	1개분	15	60.7	60
명란젓	1개	80	60.8	80
연어알젓	1큰술 반	30	49.1	80
말린 청어알	–	60	44.5	80
메추리알	1개	10	22.1	16
유제품				
크림	2큰술 반	40	31.8	80
아이스크림	1개	70	25.9	140
치즈	작은 포장 1개	25	25.1	80
우유	200mL 1개	200	23.8	114
요구르트	–	140	15.8	80
동물성 기름류				
닭 내장	–	30	43.9	80
쇠고기	스테이크용 반장	60	33.1	80
버터	–	10	28.1	80
어린 닭다리	–	60	19.5	80
햄	3~4장	60	17.0	80
콘비프(쇠고기 통조림)	–	30	16.0	80
베이컨	1장	20	15.0	80
비엔나소시지	–	30	14.1	80
라드(요리용 돼지기름)	1큰술	10	14.1	80
국산 쇠고기(비계 없음)	–	60	13.9	80
돼지고기(비계 없음)	–	60	13.6	80
어린 닭의 가슴살	–	60	10.6	80
어패류				
오징어(생)	–	100	94.5	80
중하	–	100	47.2	80
소라게	1개	100	24.8	80
붕장어	1/2마리	40	23.2	80
뱀장어	구이1/2꼬치	30	23.0	80
대합(생)	살 15개	130	19.2	80
꽁치(말린 것)	작은 것 1마리	80	18.9	160
대구	1토막	100	15.3	80
가자미	작은 것 1마리	80	14.8	80
기타				
초콜릿	1개	55	56.8	293
컵라면	1개	100	39.8	440
카스텔라	1개	50	34.1	160

* 섭취량은 기본적으로 80g을 1단위로 해서 계산함.

표 7. 콜레스테롤을 줄이는 식품

식품명	양	무게(g)	콜레스테롤 지수	칼로리(kcal)
유지류				
새플라워(잇꽃) 오일	1큰술	10	-19.9	80
샐러드유	1큰술	10	-11.2	80
쌀 기름	1큰술	10	-8.1	80
마가린(고리놀산)	-	10	-7.4	80
마가린(기타)	-	10	-1.3	80
조미료				
마요네즈	-	15	-7.7	80
드레싱	1큰술 반	20	-2.4	80
백된장(일본식)	3큰술	50	-2.0	80
콩류				
두부	약 반 모	140	-7.8	80
콩	-	20	-4.7	80
청국장	-	40	-4.1	80
땅콩	약 15알	15	-3.0	80
채소·과일류				
채소(일반)	-	300	-0.5	80
호박	-	200	-0.2	80
고구마	-	70	-0.1	80
키위	-	150	-0.9	80
딸기	-	250	-0.5	80
면류·곡류				
우동	사리	-	-1.2	200
마카로니	2/3컵	20	0.1	80
쌀(정백미)	1공기	110	0.1	160
중국소면	1팩	240	0.4	480
식빵	1장	60	1.4	160
기타				
유부	작은 것 1장	25	-10.5	80
참깨	1작은술	15	-7.5	80
야채 유부	큰 것 1/2장	40	-7.4	80
탈지분유	4큰술	20	0.4	80

* 섭취량은 기본적으로 80g을 1단위로 해서 계산함.

가볍게 보아서는 안 되는 중성지방

일반적으로 혈액검사 카드에는 총콜레스테롤과 HDL 콜레스테롤, 중성지방이 기재되어 있는데, LDL 콜레스테롤은 계산식으로 구할 수 있기 때문에 생략되어 있다. 'HDL+LDL+(중성지방의 5분의 1)=총콜레스테롤'이 된다. 여기서 이상한 점이 있을 것이다. 콜레스테롤과 중성지방은 전혀 별개의 것인데 총콜레스테롤 속에 왜 중성지방이 들어 있느냐는 점이다. 그것도 5분의 1만 포함된다니 이상하지 않은가. 그러나 그 이유는 지금까지 중성지방은 동맥경화의 원인물질로 대수롭지 않은 보조역할만 할 뿐이라고 보았기 때문이다. 최근 이것에 대한 발전된 이론이 나왔다.

심근경색 환자의 절반 정도는 몸에 해로운 콜레스테롤이 정상치인 150 이하이다. 그래서 이외에도 범인이 있을 것이라 보고 탐색을 시작했다. 그 결과 최근 연구에서 두 가지 범인을 찾아냈다. 하나는 크기가 아주 작고 비중이 높은 리포단백질lipoprotein이고 또 하나는 렘넌트(여분) 리포단백질이다.

리포단백질은 단음식을 먹으면 증가한다. 비중이 높기 때문에 좋은 콜레스테롤이 되어야 하는데 크기가 너무 작아 활성산소의 먹이가 되기 쉽고 산화되면 비행을 저지르게 된다.

렘넌트 리포단백질은 중성지방을 감싸는 리포단백질의 연소가스이다. 평상시 리포단백질은 자신이 할 일을 마치면 분해되어 사라진다. 그러나 중성지방이 많으면 분해작업이 흐지부지 끝나고 나머지 가스가 산화되어 혈관을 손상시킨다.

　그러므로 건강한 몸을 유지하기 위해서는 콜레스테롤뿐만 아니라 중성지방에도 신경을 써야 한다. 정상치는 총콜레스테롤 140~220mg/dL, HDL이 40 이상, LDL이 150 이하 그리고 중성지방이 150 이하이다. 이 범위에 들어 있으면 일단 건강한 것으로 보아도 된다.

　혈액검사에서 고지혈증으로 판정된 경우에는 그 수치가 정상 범위에서 어느 정도 벗어나 있는지 체크하고, 지난번 검사 데이터와 비교해 좋은 방향으로 가고 있는지 확인한다. 다소 예외가 있기는 하지만 일반적으로 중성지방과 '좋은 콜레스테롤'은 시소 관계여서 한쪽이 증가하면 다른 쪽은 줄어든다. 바람직한 '좋은 콜레스테롤'을 늘리기 위해서는 중성지방을 줄이는 것이 가장 빠른 방법이다. 당분과 지방의 섭취량을 줄이고 몸을 움직이면 중성지방은 확실히 감소한다.

　이론적으로는 알고 있어도 실천하기는 어렵다. 현대사회는 독거 노인이나 독신자 등 혼자 사는 사람이 늘고 있다. 그런데 과자, 만두, 단 과일, 주스, 아이스크림 등 주위에 유혹이 많다. 필요 이상으로 구입하여 버리기 아깝다고 억지로 먹는 경우도 많아서, 곰이나 뱀처럼 겨울잠을 자는 동물과는 달리 인간은 먹지 않고 살 수 없다. 그러나 많은 당분이 체내에 들어가면 여기저기서 문제가 생긴다.

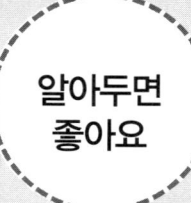

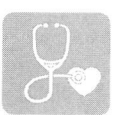 달걀은 정말 먹지 않는 것이 좋을까?

흔히 달걀은 콜레스테롤이 많으므로 많이 먹지 않는 것이 좋다는 이야기를 많이 한다. 그런데 그것이 정말일까?

달걀 한 개는 콜레스테롤지수로 말하면 차돌박이 120g에 해당해 확실히 콜레스테롤이 많은 식품이다. 그래도 달걀은 양질의 단백질을 함유한 영양의 보고로 활성산소의 해독작용을 한다. 비만이나 당뇨병, 고지혈증이 있는 사람은 이틀에 한 개가 적당하고, 건강한 사람은 매일 두 개를 먹어도 문제가 없다.

달걀의 효능을 생각하면 적당히 먹는 것이 오히려 좋다.

●병을 일으키는 6대 요소 뿌리뽑기●

걸쭉한 혈액은 위험하다

음식 속의 당분과 지방은 소장에서 포도당과 지방산으로 분해되어 혈액으로 흡수된다. 지방산은 세 개가 모여 중성지방이 된다. 중성지방은 콜레스테롤처럼 지방 비슷한 것이 아니라 지방 그 자체이다.

중성지방이 증가하면 혈청은 오래된 우유처럼 뿌옇게 흐려지는데, 즉각 간장이나 췌장에서 지방분해 효소인 리파아제가 나와 지방을 녹이기 시작한다. 지방이 없어지면 혈청은 물처럼 투명해진다. 이러한 혈액은 혈관이 좁은 곳에서도 술술 흘러간다.

문제는 리파아제의 분해능력에 한계가 있다는 것이다. 한번에 많은 지방산이 혈액에 들어오면 미처 분해되지 않은 지방이 떠다니는 걸쭉한 혈액이 온몸을 돈다.

사람이 나이가 들면 지방 처리능력이 떨어진다. 젊었을 때는 식사 후 2, 3시간만 지나면 맑은 혈액으로 돌아오지만, 중년 이후에는 같은 양을 먹어도 혈액이 뿌옇게 흐려지는 유탁증상이 좀처럼 없어지지 않는다.

걸쭉한 혈액이 어떤 것인지 느껴보기 위해 설탕물을 손가락에 묻혀보자. 끈적끈적할 것이다. 이렇게 걸쭉한 혈액이 전신을 돌게 되면 세소혈관이나 동맥경화로 좁아진 곳이 막혀 생명이 매우 위험하게 된다.

혈액을 맑게 하는 음식

　혈액을 맑게 하는 핵심 성분은 리놀렌산, 에이코사펜타엔산, 도코사헥사엔산이다.

　고도불포화 지방산을 많이 함유한 이 성분들은 세포막의 구성성분이며 생리활성물질인 프로스타글란딘의 전구물질이다.

　프로스타글란딘은 중성지방을 감소시키고 혈액응고를 막으며 혈관을 넓히는 작용을 한다. 또한 혈액을 맑게 하고 전신의 혈액순환을 좋게 해 폐색성 동맥경화의 특효약으로 판매되고 있다.

　불포화지방산인 알파형 리놀렌산은 부정맥을 방지해 심근경색에 따른 사망률을 낮추는 효과가 인정되었는데, 콩, 팥, 은행, 호두에 많이 함유되어 있다. 달맞이유에 많이 함유되어 있는 감마형 리놀렌산은 아토피성 피부염이나 당뇨병의 신경증상 치료약으로 쓰인다.

　에이코사펜타엔산은 정어리, 전갱이, 꽁치, 고등어, 방어, 다랑어에 많이 함유되어 있는데, 이들은 혈액을 맑게 하는 대표적인 식품이다. 중성지방을 감소시키고 혈액 응고를 막는 데 상당히 강력하게 작용하지만 출혈을 피하기 위해 이를 뽑거나 수술할 때에는 일주일 전부터 먹지 말아야 한다.

　생선과 기름에 많이 함유되어 있는 에이코사펜타엔산은 뇌의 활동을 활발하게 하고 혈액 순환을 좋게 하는 등의 효과가 있어 건강식품이나 화장품에 폭넓게 이용되고 있다.

식물성 기름 중에서도 홍화씨 기름이나 새플라워 오일에 많이 함유되어 있는 리놀렌산(별명 비타민 F)을 사용하는 데는 주의가 필요하다. 이 리놀렌산은 유해한 콜레스테롤 속에 들어가면 활성산소의 표적이 되기 쉽기 때문이다. 다행히 올리브유나 유채 기름에 함유되어 있는 리놀렌산을 추가하는 것으로 이 폐해를 억제할 수 있다. 또한 유채 기름은 중성지방을 줄이고 좋은 콜레스테롤을 늘리는 작용을 한다.

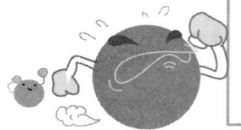

3 당뇨병

좋아하는 음식을 배불리 먹는다. 오른손에는 담배, 왼손에는 술잔, 일이 바빠서 운동은 잘 하지 못한다. 최근에는 허리에 살이 찌기 시작했다. 이런 생활이 계속되면 고지혈증이나 당뇨병에 걸릴 확률이 매우 높다.

어느 날 갑자기 나타나는 합병증

당뇨병은 혈액 속에 포도당이 증가하는 병이다. 포도당은 중요한 에너지원으로 생명활동의 필수품이다. 몸 속에 포도당 양이 조금 증가하면 곤란한 증상은 나타나지 않는다. 그러나 혈액 속의 포도당, 즉 혈당이 증가하면 전신의 혈관이나 신경을 잠식하고 병에 대한 저항력을 빼앗아간다.

당뇨병에 걸리면 처음에는 갈증으로 물을 많이 마시고 소변을 많이 보며 피곤한데, 단 것을 먹으면 힘이 생긴다. 별 증상이 없이 지내다가 10년 내지 그 이상 지나면 돌연 눈앞이 안개가 낀 듯하다.

신호등의 색은 구별할 수 있지만 간판의 큰 글자는 읽을 수 없다. 이대로 방치하면 분명히 실명하게 된다. 실명 환자의 반 정도는 당뇨병 환자이다. 눈이 흐릴 때 당뇨병 전문병원에 가서 인슐린 주사를 맞고 실명을 면한 사람도 있다.

●병을 일으키는 6대 요소 뿌리뽑기●

간장의 혈관이 막혀 오줌이 나오지 못하는 것도 당뇨병의 무서운 합병증의 하나이다. 요독증으로 투석을 시작하는 사람이 매년 3만 5,000명이나 된다. 그 중 네 명에 한 명은 당뇨병 환자이고 60대가 가장 많다.

당뇨병이 진행되면 손발의 신경에 병이 걸린다. 처음에는 다리 안쪽이 얼얼하다. 통증이 없어졌다고 안심하는 순간, 신경이 마비되어 아무것도 느끼지 못한다. 이윽고 발가락 끝이 문드러져 죽은 상태가 된다. 그렇게 되면 발목이나 무릎 아래를 절단하는 수술을 해야 한다.

등에 생긴 종기는 저항력이 떨어졌기 때문에 좀처럼 낫지 않는다. 허둥대는 사이에 점점 동맥경화가 진행되어 심근경색이나 뇌졸중으로 쓰러진다. 모든 병이 계속 덤벼드는 것이다.

당뇨병의 무서운 합병증은 증상이 나타나기 전 단계에서 혈당치를 확실히 관리해두면 막을 수 있다. 당뇨병과 공존하면서도 건강하게 오래 살 수 있는 것이다. 당뇨병의 99퍼센트를 차지하는 것은 인슐린 비의존증(성인형 또는 2형이라 한다) 당뇨병이다. 지금부터는 당뇨병이 어떻게 생기는지 알아보자.

미숙한 인슐린의 제조

　빵이나 단것을 먹으면 소장에서 포도당으로 분해되어 혈액 속으로 흡수된다. 포도당과 중성지방은 같은 종류로 서로 간단히 교체된다. 혈액 속에 포도당이 많으면 당뇨병이 되고, 중성지방이 많으면 고지혈증이 된다. 둘 다 걸쭉한 혈액이 몸 안을 돌다가 혈관을 막히게 한다는 점이 두려운 것이다.

　포도당은 대부분 간장과 근육에 저장되고 필요에 따라 몸의 각 부위로 운반되어 에너지원이 된다. 생체 에너지는 세포 내의 미토콘드리아가 포도당을 산소로 연소해 생산한다.

　문제는 포도당이 세포막을 통과할 때이다. 포도당은 세포막을 자유롭게 출입하지 못해서 인슐린이 세포막에 붙어 있는 인슐린 수용체에 닿아야 비로소 문이 열려 안으로 들어갈 수 있다.

　인슐린은 췌장의 랑게르한스섬이라 불리는 곳에서 만들어진다. 여기에는 두 종류의 세포가 있는데, 알파세포는 혈당을 늘리는 호르몬을 배출한다. 아사상태에서도 생명을 연장시키는 역할을 하는 것이다. 베타세포는 인슐린을 생산한다. 이 두 개가 협력해서 혈액의 당도를 낮아도 70, 높아도 160mg/dL의 적정범위로 유지시킨다. 몸이 정상일 때, 이 수치는 아무리 많이 먹어도 두 시간이 지나면 공복과 같은 상태로 돌아온다.

　인슐린은 구조가 복잡한 호르몬이어서 간단하게 만들어지지 않는다. 자동차의 생산라인을 떠올려 보자. 몇 단계의 공정을 거쳐야 완성품이 나온다. 인슐린도 마찬가지로 몇 번의 화학반응을 거쳐서 만들어진다. 그리고 수요에 따라 혈액을 타고 몸의 각 부위로 운반된다.

만약 인슐린이 완성되기까지 100가지 공정을 거쳐야 하는데 99나 98가지 공정이 끝난 시점에서 운반된다면 어떻게 될까? 겉보기에는 완성품과 구분되지 않지만 작업능력은 당연히 떨어진다.

단것, 즉 칼로리가 높은 음식이 계속 들어오면 몸의 각 부위에서 "주위에 포도당이 많다. 안으로 들여보내면 소란을 피우니까 빨리 인슐린을 보내라"고 재촉한다. 랑게르한스섬의 베타세포는 주문에 따라 풀가동 상태에 들어간다.

베타세포도 생물이라 생산능력에 한계가 있다. 밤낮없이 일하다 피로해지면 생산이 수요를 따라가지 못해 인슐린이 부족하게 된다. 재고는 바닥나고 생산은 잘 되지 않는다. 그러면 어떻게 될까? 99가지 공정을 마치고 한 가지 공정이 부족한 상태의 미숙한 인슐린이 그대로 운송된다.

그렇게 되면 인슐린의 양은 정상 또는 그보다 많은데 혈당치는 높은 이상상태가 일어난다. 그렇지 않으면 세포의 표면에 지방 덩어리가 붙어 세포막의 문이 잘 열리지 않는 상황이 올 수도 있다. 어떻든 인슐린 효과가 떨어진 상태가 되거나 인슐린 비의존형 당뇨병이 된다. 전신의 세포는 몸에서 만들어진 인슐린의 말을 듣지 않고 미완성품 인슐린에게 저항한다. 그래도 의약품으로 100퍼센트 완성품인 인슐린에게는 순순히 문을 열어주므로 소량만 주사해도 혈당치는 즉시 내려간다.

얼마 전까지 이 타입의 당뇨병은 미식가나 술을 많이 먹는 비만 성인이 걸리는 병이라는 의미로 '성인형'이라 불렀다. 그러나 최근에는 먹는 음식이 서양화되어 10대 청소년들도 걸리는 경우가 있다.

혈당치가 높으면…

　숙성한 양질의 인슐린을 만들려면 췌장의 랑게르한스섬도 휴식이 필요하다. 공복시의 혈당이 100 이하라면 안심하고 쉴 수 있다. 잠시 쉬면 원기를 회복해서 훌륭하게 일할 수 있다. 당분이 들어와도 완성품 인슐린을 필요한 만큼 보내준다. 식후 한 시간이면 혈당치는 높아도 150 정도이고, 두 시간이 지나면 공복시와 같은 정도로 내려간다.
　위장이 강한 사람과 약한 사람이 있듯이 췌장 역시 튼튼한 사람이 있는가 하면 약한 사람도 있다. 췌장의 랑게르한스섬이 그다지 강하지 않은 사람은 많이 먹지 않고, 표준체중이라도 당뇨병에 걸릴 수 있다. 스트레스나 운동부족, 임신 등이 원인이다. 인슐린 비의존형 당뇨병이 되기 쉬운 체질은 어느 정도 유전된다. 형제 중에 당뇨병 환자가있다면 당뇨병에 걸릴 확률이 40퍼센트이다.
　공복시 혈당이 140 이상 또는 평상시 혈당이 200 이상이면 틀림없이 당뇨병이다. 공복시 혈당이 110~140 미만인 경우에는 당부하시험을 하는데, 75g의 설탕물을 마시고 두 시간이 지났는데도 아직 200 이상이면 당뇨병이 확실하다고 본다. 정상과 당뇨병 어느 쪽에도 해당되지 않는 경우에는 경계역 당뇨병이라 한다. 지금까지의 칼로리 섭취가 췌장이 처리할 수 있는 능력의 한계를 넘어섰다고 경고하는 신호이다.
　증상이 없다고 무심히 지나치면 확실히 당뇨병에 걸리게 된다.
　혈당은 혈액 속의 혈색소(헤모글로빈)와 결합해 헤모글로빈 A1C가 된다. 그 수치는 2개월 전 혈당치의 평균적인 높이를 반영한다. 정상은 5.8퍼센트 이하이고 8.0퍼센트 이상이 되면 당뇨병 합병증 발생률이 급상승한다.

  일반적으로 65세 이하는 6.5 이하, 65세 이상은 7.0 이하가 되도록 조절한다. 65세 이하인 사람은 가벼운 당뇨라 하더라도 잘 관리하면 10년이나 20년 동안 합병증을 일으키지 않고 생활할 수 있다.

그림 5. 왜 혈당치가 올라가는가 : 당 대사의 구조

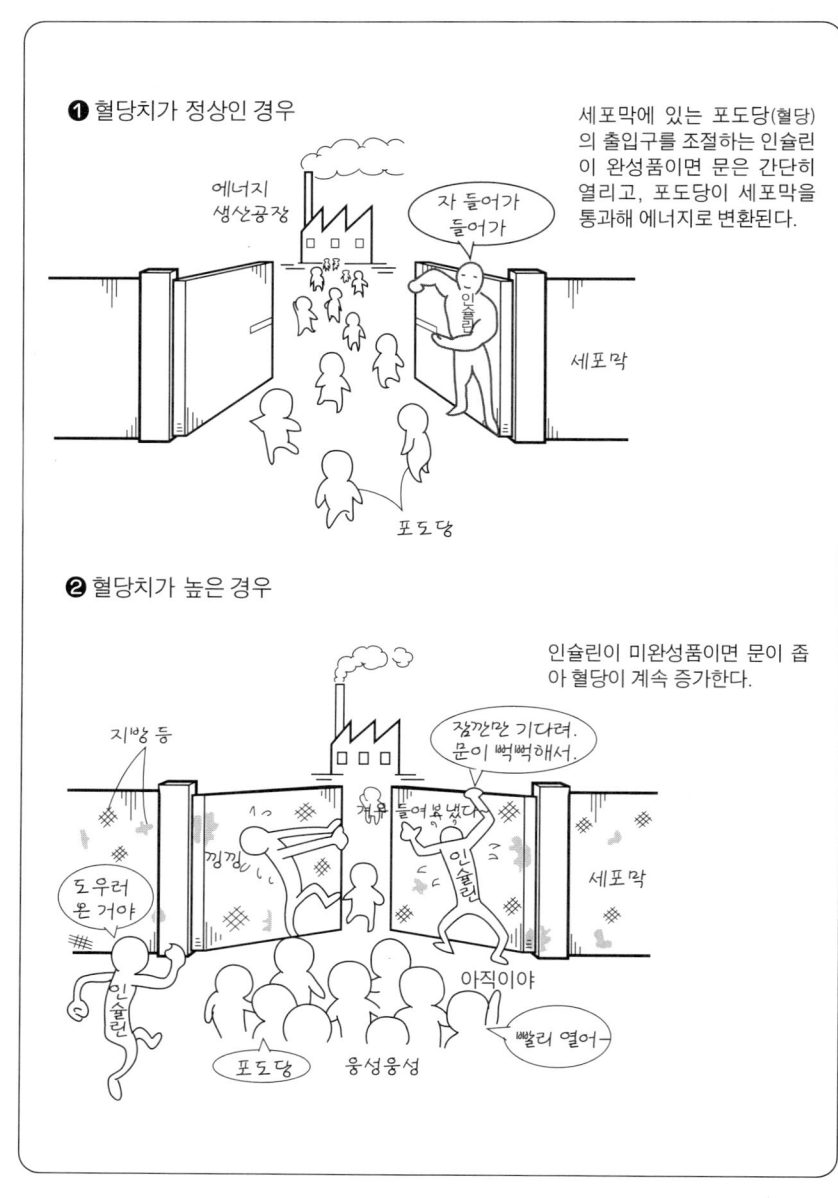

알아두면 좋아요

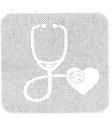 당뇨병 치료 중의 음주량

운동과 식이요법으로 당뇨를 치료 중이지만 술을 마시고 싶을 때 어느 정도의 음주량이면 문제가 없을까?
술을 마시려면 먼저
① 혈당 조절이 3개월 이상 안정되어 양호한 상태(헤모글로빈 A1C 7.0 퍼센트 이하)일 것, ② 중증 당뇨병 합병증이 없을 것, ③ 당뇨병 약을 먹고 있지 않을 것, ④ 간 기능이 정상일 것.
이 네 조건을 충족시켜야 한다.
이 조건이 모두 충족되면 맥주 500mL, 정종 한 잔, 위스키라면 더블(60mL)까지는 괜찮다. 좀 심한 것 같지만 모처럼 안정되고 있는 혈당 조절을 유지하기 위해서는 어쩔 수 없다. 양보다도 술을 마시는 분위기를 즐길 수 있어야 한다. 네 가지 조건이 충족된 경우라면 혈압약을 복용하고 있어도 문제가 없다.

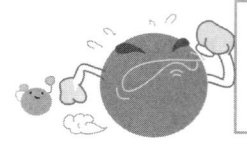

4 비만

비만도를 나타내는 세계 기준의 척도로서 BMI(비만 지수)가 있다. 이는 체중을 신장의 제곱으로 나눈 수치이다. BMI=체중(kg)÷신장(m)÷신장(m). 신장 167cm, 체중 70kg인 사람이라면 BMI가 70÷1.67÷1.67로 25.1이 된다. 건강추적조사에서 BMI가 22인 사람이 가장 병에 걸리지 않는다는 결과가 나와 있다. 18.5~25.0이 표준체중이고 25.4~30까지가 비만, 30 이상은 고도비만이다. 배꼽 높이에서 측정한 허리둘레가 남성 85cm 이상, 여성 90cm 이상을 내장 지방형 비만이라 하는데, 고혈압의 빈도가 세 배로 올라간다.

비만이 해로운 점 세 가지

비만은 왜 몸에 나쁜가? 그 이유로 세 가지를 들 수 있다.

첫째는 표준체중보다 3kg 많은 사람은 3kg의 짐을 언제나 지고 다니는 것과 같으므로 심장에 부담을 준다. 시험 삼아 사전을 손에 들어보자. 3kg 정도의 무게이다. 처음에는 대단한 무게로 느껴지지 않지만 몇 분 지나면 팔이 무거워져 던지고 싶어진다. 심장도 마찬가지다. 또한 체중을 받치는 허리와 무릎도 다치기 쉽다. 둘째는 혈액이 지방으로 뒤범벅이 되어 고혈압이나 동맥경화의 원인이 된다. 셋째는 지방이 내장에 침착하면 세포의 움직임을 방해한다. 지방간이 그 대표적인 것으로 도가 지나치면 간 기능 장애가 생긴다.

비만체질

　에너지로 이용되지 않은 여분의 지방은 지방세포에 축적된다. 지방세포에는 지방을 분해하여 에너지로 바꾸는 갈색 지방세포와 지방을 저축할 뿐인 흰색 지방세포가 있다.

　갈색 지방세포는 겨드랑이 밑이나 목 뒤, 심장이나 간장 주위에 존재한다. 이 세포는 사모겐이라는 단백질을 함유하고 지방이나 당을 분해해 열로 바꾸는 작용을 한다. 아기의 몸에는 갈색 지방세포가 100g 정도 있다. 어른이 되면 퇴화해 10g에서 많으면 50g 정도가 된다. 갈색 지방세포의 활동이 높은 사람은 아무리 많이 먹어도 살이 찌지 않는다.

　이러한 체질은 아무리 먹어도 살이 찌지 않는 행운을 얻은 사람들이다. 갈색 지방세포의 활성을 높이는 것은 기침약 에페드린이나 커피 등에 들어 있는 카페인 그리고 고추의 매운 성분인 캅사이신 등이다. 커피를 먹으면 기운이 나는 것도 이 작용 때문이다.

　흰색 지방세포는 피하지방이라 불리는 것으로 여기에는 두 종류가 있다. 하나는 수 증가형이다. 혈액 속에 지방이 증가하면 거기에 호응해 수가 증가한다. 태내, 유아기, 사춘기에 형성되는데, 한번 생기면 증가할 뿐 감소하지 않는다. 비만아동은 이 유형의 세포가 많기 때문에 많이 먹으면 즉시 살이 찌는 반면, 감량하는 데는 어려움이 많다. 또 하나는 용량 증대형이다. 수는 그대로인데 크기가 커지는 것이다. 중년에 살이 찌는 것은 이 지방세포 때문이다.

지방을 많이 먹어 이 유형의 지방세포가 커지면 인슐린의 효능이 나빠진다. 그러나 식사량을 줄이면 용량이 축소되고 인슐린이 다시 효능을 발휘한다. 과잉 인슐린의 양도 정상으로 돌아오고 혈당치도 내려간다. 따라서 다이어트 효과가 큰 것이 특징이다. 한약인 방풍통성산은 갈색 지방세포를 활성화하는 동시에 흰색 지방세포의 양을 줄이는 작용을 한다는 것이 실험으로 확인되었다.

●병을 일으키는 6대 요소 뿌리뽑기●

체형이 망가지는 어설픈 다이어트

하루 두 끼만 먹는 부분 단식, 배가 고프면 물을 마시면서 참다가 피곤해지면 눕는 다이어트가 최악의 다이어트이다.

아침을 거르면 저녁부터 다음날 점심까지 위장이 비어 있게 된다. 소화기관은 너무 먹어도, 너무 쉬어도 쇠퇴한다. 좋아하는 것만 골라 배부르게 먹는 단품 다이어트는 편식이며, 단백질이나 비타민, 미네랄, 식이섬유가 부족해진다. 이렇게 되면 변비에 걸리기 쉽다.

섭취하는 칼로리가 적으면 몸은 피하지방을 연소하기보다는 기초대사를 줄임으로써 에너지 부족을 보충하려고 한다. 주로 갑상선이 앞장서서 몸을 에너지 절약 체질로 바꾼다. 평상시 체온이 35도까지 내려가고 전신의 활동력이 저조해져 감기에 잘 걸리게 된다. 여기에 운동까지 부족하면 복근이 약해져 아랫배가 나오고 엉덩이 근육이 처져 몸매의 균형이 깨진다. 이것이 단품 다이어트의 끝이다.

하루 세 끼를 정확히 먹는 것 외에 다이어트에 왕도는 없다. 싫어하는 음식은 약이라고 생각하고 먹는다. 하루에 30가지 이상의 식품으로 균형 잡힌 식사를 하고 여기에 운동요법을 더하면 효율적인 다이어트가 된다.

건강하게 살을 빼는 방법

지방 1kg은 대체로 7,000kcal의 열량을 낸다. 마라톤 42.195km를 완주했을 때 소비되는 에너지는 대략 2,400kcal이다. 따라서 42.195km를 두 번 반 완주해야 피하지방이 1kg 준다는 계산이 나온다. 실제로 마라톤을 한 번 하면 체중이 1~2kg 준다. 그러나 그 대부분은 수분이 빠져나간 것이고 체지방은 고작 200~300g이 줄어들 뿐이다.

그렇기 때문에 먹는 양을 그대로 유지하면서 운동만으로 체중을 줄이기는 어려운 일이다. 특히 평소에 운동부족으로 살이 찐 사람이 갑자기 운동을 심하게 하면 다치기 쉽다. 다리나 허리를 다치거나 부정맥이 나타나는 등의 위험도 있다.

체중은 다이어트와 운동요법을 병행해야 효율적으로 줄일 수 있다. 운동이 보조적인 역할을 하는 것이다. 운동한다고 하면 운동으로 소비되는 칼로리에만 관심을 보이기 쉽지만, 이 경우의 운동은 열에너지의 소비뿐만 아니라 혈액순환의 촉진이 목적이다.

전신의 근육을 움직여주면 근육 내를 흐르는 정맥이 마사지되는데, 이렇게 해서 정맥의 흐름이 좋아지면 함께 흐르는 림프액의 흐름도 좋아진다. 림프액의 흐름이 원활해지면 세포 표면에 부착되어 있는 지방 조각이 씻겨나가고, 인슐린의 효능도 좋아진다.

막힌 정맥혈이나 림프액이 움직이면 붉은 동맥혈이 저항 없이 술술 흐른다. 세포들이 산소를 충분히 공급받게 되어 활동력이 높아지고 생존에 필요한 최저한도의 에너지 대사, 즉 기초대사가 왕성해진다. 혈색이 좋아지고 위장의 상태도 좋아진다. 이러한 상태에서 식사량을 줄이면 확실하게 체중을 줄일 수 있다.

특별한 운동이 필요한 것은 아니다. 하루에 스트레칭 10분, 제자리걸음 세 번 그리고 여기저기 걸어다니는 정도면 충분하다. 식사량은 비만인 경우에 1,400~1,800kcal 정도로 조절한다.

이상적인 식사는 당뇨병 치료식이다. 당뇨병 환자처럼 당뇨병 치료식을 일정 기간 배달해 먹는 것도 좋은 방법이다. 칼로리량을 지정하면 매 끼마다 거기에 맞춰 배달해주는데 식단을 짜는 노하우를 배울 수 있어 좋다. 비용은 음식 가격에 건강유지를 위한 수업료가 추가된 것으로 생각하면 비교적 싼 편이다.

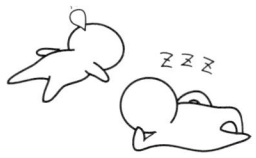

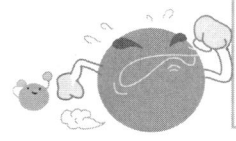

5 과로

빽빽한 스케줄로 연일 바쁘고 수면과 휴식이 부족하면 피로가 좀처럼 풀리지 않는다. 피로가 회복되지 않은 상태에서 다음 피로가 겹치면 과로가 된다.

■ 과로도 점검표

> 증상으로 과로 정도를 판단한다.
> 평소보다 업무량이 많고 피로가 잘 풀리지 않는가?
> 익숙하지 않은 일 때문에 고통을 받고 있다면 과로도를 체크해보자.

Check ❶ □ 하품이나 한숨이 계속 나온다.

Check ❷ □ 머리가 무겁다.

Check ❸ □ 걷는데 다리가 땅에 닿지 않는 듯한 느낌이 든다.

Check ❹ □ 낮에는 꾸벅꾸벅 졸고, 밤에는 졸리면서도 잠이 잘 오지 않는다.

Check ❺ □ 지금까지 아무것도 아니었던 계단을 오르는 데 힘이 들고, 동계(심장이 마구 뛰며 가슴이 울렁거리는 것)가 몇 분 동안 지속된다.

Check ❻ □ 식욕은 있지만 음식 맛이 이상하다.

Check ❼ □ 변비와 설사가 교대로 일어난다.

Check ❽ □ 베개를 통해 심장의 고동이 들린다.

Check ❾ □ 가슴 한가운데에서 뭔가 많이 당기는 느낌이 있다.

Check ❿ □ 맥박이 끊어진다.

Check ⓫ □ 얼굴에 표정이 없다. 잘 웃지 않는다. 소리에 힘이 없다.

Check ⓬ □ 입술이 거무스름하고, 이마에 식은땀이 나며, 팔의 피부가 싸늘할 정도로 차다.

평가
- 3개 이상 체크 : 과로 의심, • 4~6개 체크 : 요주의
- 7개 이상 : 위험

❶은 호흡제어증상, ❷❸은 고혈압증상, ❹❻❼은 자율신경실조, ❺⓫은 심부전 초기 증상, ❽은 신경흥분증상, ❾❿은 부정맥, ⓬는 급성심부전, 발작 직전 증상을 나타낸다.

●병을 일으키는 6대 요소 뿌리뽑기●

피로가 풀리지 않으면 주의하라

과로에도 가벼운 증상에서부터 돌연사를 유발하는 위험한 과로까지 여러 가지가 있다. 피로가 좀처럼 풀리지 않는다. 뭔가가 이상하다는 생각이 들면 과로도를 체크해보자.

피로가 풀리지 않은 일이 지금까지 몇 번 있었지만 무사히 지나갔다. '이번에도 괜찮겠지' 하는 방심이 참사를 부른다. 몇 년 전의 상태와 지금이 같을 수는 없다. 나이를 먹으면 혈관의 상태와 체력이 달라진다. 과로사는 평소에 부지런히 일하고 건강해보이는 사람에게 일어난다. 의료 관계자도 예외가 아니다. 여기에 두 가지 예를 소개한다.

사례 1 의약품회사 영업사원 A씨(38)의 경우

3개월 전에 대리로 승진한 A씨는 새로 나온 약을 팔기 위해 매일 늦게까지 회의를 하고 지방출장을 다녔다.

학교에 다닐 때는 럭비 동아리활동을 할 정도로 체력에는 자신이 있었지만 밤늦게 귀가해 목욕을 하고 맥주를 마시며 텔레비전을 보려는 순간 의식을 잃고 쓰러졌다. 구급차로 병원으로 옮기는 도중 숨을 거두었는데 사인은 지주막하출혈이었다.

사례 2 심장외과의 B씨(36)의 경우

수술, 외래진료, 병실 회진 그리고 연구 등 정력적으로 일을 하던 심장

외과의 B씨는 책임감이 강하고 성실한 전형적인 A형 성격이었다. 그는 술은 조금 마셨지만 담배는 피우지 않았다.

바쁜 와중에 시간을 내서 학회 세미나에 참석했는데 연구 발표가 끝난 다음날 아침, 호텔에서 급성심근경색을 일으켜 그대로 집에 돌아오지 못했다.

A형 성격은(혈액형과는 관계없이) 어디까지나 성격상의 분류이다. 혈액형이 A형인 사람은 성실하고 오로지 일만 열심히 하는 업무 일변도이다. 취미도 없고 뭐든 정확하게 하지 않으면 직성이 풀리지 않는다. 따라서 일이 순조롭게 잘 풀릴 때는 문제가 없지만 작은 실패라도 하면 신경을 많이 쓴다.

이런 사람은 스트레스에 약하고 일 중독이 되기 쉬우며 협심증이나 심근경색의 발병촉진요인을 가지고 있다고 할 수 있다.

●병을 일으키는 6대 요소 뿌리뽑기●

몸에 좋은 피로, 나쁜 피로

약 2,500년 전, 마라톤에서 페르시아 군을 쳐부순 그리스 병사가 아테네까지 42.195km를 달려와 승전보를 전하고 그 자리에서 숨을 거둔 것이 역사상 최초의 과로사라고 한다.

오늘날 마라톤대회에는 많은 사람이 참가한다. 완주하고도 웃는 얼굴로 여유를 보이는 사람은 달리는 훈련이 되어 있어 몸의 에너지 생산력과 비축력이 높고 장거리를 달릴 수 있는 체력이 있기 때문이다. 인간의 몸은 활동할 때 에너지를 사용한다. 그리고 휴식 중에는 에너지를 생산해 비축한다. 에너지 수지가 흑자면 머리도 심장도 위장도 모두 매우 좋다. 등산이나 하이킹, 테니스, 수영 등을 하면 피곤해도 즉시 회복된다. 이런 운동은 혈액순환을 촉진하므로 몸에 좋은 피로이다.

같은 운동이라도 조건에 따라 몸에 다른 영향을 준다. 달리기를 하거나 윗몸일으키기를 하는 등 건강을 위해 자신의 의지로 운동하는 것은 좋은 피로에 해당한다. 이런 피로는 쉬면 즉시 회복된다. 그러나 억지로 운동하면 녹초가 된다. 분노와 원망 등으로 밤에 잠을 이루지 못하면 몸에 나쁜 피로가 쌓인다.

일에서도 마찬가지다. 누구나 싫어하는 업무를 불평하면서 마지못해 하는 경우와 뭔가 도움이 될 것이라고 생각해 적극적으로 하는 경우 몸의 반응이 전혀 다르다. 전자는 그 자체가 스트레스가 되기 쉽다. 후자는 후에 자랑 삼아 늘어놓는 이야깃거리가 될 것이다.

과로도 동맥경화의 원인

　피로와 과로는 달라서, 빚은 있지만 가계가 흑자라면 피로이고 빚더미에 앉아 갚을 길 없는 파산상태라면 과로이다.

　저축한 에너지가 바닥을 보이면 큰일이다. 이 상태에서는 심장이 멈출 수 있기 때문에 생명을 지키기 위해 생체의 자기방어 시스템이 작동한다. 자율신경중추가 사령탑이 되어 평소와 같은 상태로 복원하는 작용을 시작하는 것이다.

　이때 손발이 되어 일하는 것이 카테콜아민이다. 여기에는 부신에서 나오는 아드레날린, 교감신경에서 나오는 노르아드레날린, 뇌의 신경세포에서 나오는 도파민이 있다.

　이들은 처음에 약해지는 심장에 채찍을 가해 수축력을 강화한다. 그러면 맥박이 빨라지면서 호흡횟수가 증가해 산소를 많이 도입한다. 다음에는 에너지 증산에 나선다. 간장에 저장되어 있던 포도당을 끌어내 전신의 세포에 보낸다. 그러면 빈사의 쇼크 상태에서 회복될 수 있다. 여기까지는 불났지만 소방차가 달려와서 진화한 상태이다. 물세례를 받은 가재도구들은 당분간 사용할 수 없을 것이다. 과로상태에서 다행히 위험상황을 벗어났을지라도 귀찮은 일이 남는다.

　첫째, 혈액이 당분 투성이로 걸쭉해져 있어 혈관에 쌓이기 쉽다. 동맥경화가 있으면 그 위험이 한층 커진다. 둘째, 정신적인 긴장이 풀리지 않는 한 카테콜아민은 언제까지나 계속 흐른다. 카테콜아민의 혈관수축작용은 강렬해서 작은 혈관은 잠시도 버티지 못하고 흐름이 완전히 중지된다.

신장의 혈관이 차단되면 피할 곳을 잃은 혈액은 모세혈관을 부수고 오줌으로 나와버린다. 붉은 오줌을 보고 놀라는 사람도 있을 것이다. 좁은 혈관에 걸쭉한 혈액이 흐르는 것은 동맥경화와 고지혈증이 동거하는 것과 같다. 여기저기서 혈액 지체가 일어나 몸의 구석구석까지 산소가 운반되지 않는다. 에너지 생산과 비축 또한 원활하게 이루어지지 않는다. 바로 이것이 과로상태에서 회복되는 데 시간이 걸리는 가장 큰 원인이다.

과로상태에서 빠져 나오기 위해서는 카테콜아민의 꼭지를 막아야 한다. 그리고 수축된 혈관을 이완시키고 동시에 걸쭉한 혈액을 깨끗한 혈액으로 바꾸어야 한다.

과로상태에서 탈출하는 방법

과로 상태에서 탈출하려면 첫째, 휴식을 취해야 한다. 업무 중이라도 15분 정도 쉬는 것으로 충분하므로 기회를 만들어 책상 앞에 앉아 조는 것도 좋다. 이렇게 하면 조금 남아 있는 에너지를 절약할 수 있다.

둘째, 복식호흡을 한다. 업무 중에도 의식적으로 복식호흡을 하는 것이 좋다. 혈액 속에 산소가 많으면 심장이 부담을 덜 받는다. 복식호흡으로 탄산가스를 몰아내 체액을 정상 알칼리로 되돌려 놓아야 한다.

셋째, 소화가 잘 되는 알칼리성 식품을 많이 섭취한다. 특히 고등어, 정어리, 두부 등이 좋은데 그 중에서도 두부는 과로에서 오는 혈액응고를 막는 최고 식품이다. 물도 보통 때보다 많이 마신다. 물을 한꺼번에 너무 많이 마시면 좋지 않지만 조금씩 마시면 심장에 부담이 없다. 술과 담배는 금물이다. 과로하면 간장의 분해능력이 떨어지므로 알코올이 분해되어 생기는 알데히드는 소량이라도 독성이 강하다. 기분을 전환하기 위해 마신 술 한잔에 심장이 멎는 일도 있을 정도로 술은 매우 위험하다. 커피는 우유를 섞어 천천히 마시면 괜찮다.

넷째, 가벼운 체조를 하거나 30분 정도 산책한다. 에너지 절약에 반하는 것 같아도 운동하면 인슐린의 효력이 높아져 에너지 생산량이 늘어난다.

다섯째, 기분 전환을 한다. 과로하는 가장 큰 원인은 정신적인 스트레스다. 교감신경은 마음의 동요를 민감하게 알아차린다. 분노, 걱정, 원망,

미움, 안달, 비탄 등 부정적인 생각을 할 때마다 카테콜아민이 콸콸 쏟아진다.

스트레스와는 정면으로 싸우면 절대 이기지 못한다. 발버둥치면 칠수록 스트레스의 거미줄에 갇히게 된다. 교감신경을 안정시키는 데는 좌선이나 명상, 멘탈 리허설법이 도움이 된다. 멘탈 리허설법이란 '만약 자신이 ~였다면' 하고 처지를 바꾸어 자유롭게 생각나는 대로 발상하는 사고 훈련법이다.

내가 만약 회사 경영자였다면, 상사였다면, 부하였다면, 아들이나 딸이었다면, 개나 고양이, 개미였다면 어떨까? 또는 철석같이 믿고 있던 브루투스의 칼에 맞았을 때 카이사르의 심경과 엘바 섬에 유배되었을 때 나폴레옹의 심경 등 현실과 다른 각도에서 자기 자신을 되돌아보면 마음의 굴레에서 잠시나마 벗어날 수 있다. 요컨대 긍정적으로 사고해야 한다는 것이다.

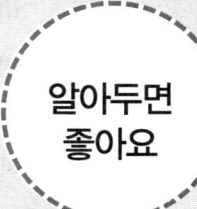

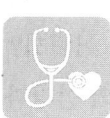 과로사를 막는 적당한 업무량

일이 바빠 언제나 밤늦게 귀가한다면 과로사를 막기 위한 적당한 업무량을 생각해야 한다. 그러나 어느 정도의 업무량이 안전한지는 사람마다 개인차가 있어 일률적으로 말할 수 없다. 동맥경화가 있는지 없는지 등 건강상태에 따라 다르기 때문이다.

동맥경화가 있어도 가볍다면 일주일 정도 야근을 해도 견딜 수 있다. 그러나 동맥경화가 상당히 진행된 사람은 2, 3일만 야근해도 에너지 수지가 맞지 않아 과로가 될 위험이 있다.

하루에 3시간 이상 숙면을 취하면 피로가 해소된다. 무엇보다도 건강상태를 체크하면서 자신의 능력 범위 안에서 업무를 처리해야 할 것이다.

●병을 일으키는 6대 요소 뿌리뽑기●

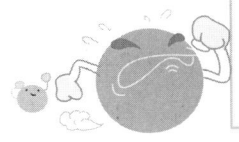

6 흡연

담배의 독소는 매우 서서히 적용하기 때문에 담배를 피우면서도 유해하다는 것을 실감할 수 없다.

어느 애연가가 혼자 중얼거렸다. "사람을 만나 얘기할 때나 업무를 일단 끝내 놓고 피우는 담배 맛을 담배를 피우지 않는 사람은 정말 모를 거야. 얼마나 기분이 좋은데……. 거기에 공복감까지 없어지고 말이야. 전에 담배를 끊으려고 한번 시도했다가 살이 찌는 바람에 다시 피우기 시작했는데, 지금은 아무데서나 피울 수 없다는 게 괴로워. 담배도 기호품이니까 커피처럼 어디서나 마음대로 피울 수 있었으면 좋겠어."

담배를 피우지 않는 사람은 이렇게 반론한다. "아무도 없는 곳에서 피우는 것은 상관없어. 그러나 사람들 앞에서는 피우지 않았으면 좋겠어. 남이 피우는 담배 연기를 맡는다는 게 얼마나 괴로운지 알기나 할까? 길을 걸으면서 담배를 피우는 사람도 있는데 지나가는 애들 얼굴에 불똥이 튀지 않을까 염려돼. 다 피우고 난 꽁초를 아무데나 버리는 것도 문제야. 장소를 가려 피우는 매너는 꼭 지켜주었으면 좋겠어. 그것도 하지 못하는 사람은 담배 피울 자격이 없지."

같은 기호품이라도 술은 예부터 백약지장(백약의 으뜸)이라고 했지만 담배를 좋은 약이라고 생각하는 사람은 없다. 그도 그럴 것이 담배는 일단 피우기 시작하면 의존증에서 벗어나기가 좀처럼 쉽지 않다.

그뿐 아니라 꼼짝달싹 못하게 붙들고는 발암물질을 마구 바른다.

심장수술할 때 흡연자의 폐를 보면 여기저기에 까만 타르가 붙어 끈적끈적한 점액으로 가득한데, 기침을 하면 이것이 가래가 되어 밖으로 나온다. 반면 담배를 피우지 않는 사람의 폐는 옅은 분홍색으로 과자 같은 촉감이 난다. 물론 기침도 가래도 나오지 않는다.

● 병을 일으키는 6대 요소 뿌리뽑기 ●

담배는 죽음으로 향하는 문!

담배의 유해성분은 니코틴에 함유되어 있는 니트로소아민이나 벤조피렌 같은 발암물질과, 연기 속에 포함되어 있는 활성산소와 일산화탄소이다. 발암물질은 말할 것도 없지만 활성산소 또한 유전자를 손상시켜 세포를 암으로 변화시킨다. 그뿐만 아니라 혈관내막에 상처를 입혀 동맥경화의 원인을 만든다. 일산화탄소는 산소와 결합하는 힘이 아주 강해서 한번 잡으면 절대 놓지 않는다.

그에 반해 적혈구의 헤모글로빈은 산소를 안고 있다가 세포가 원하는 대로 산소를 시원스럽게 넘겨준다. 들이마신 연기 속에 일산화탄소가 조금이라도 섞여 있으면, 일산화탄소가 적혈구의 산소를 빼앗아 가벼운 산소 결핍상태가 된다. 불이 났을 때 연기에 질식하는 것은 이 때문이다. 하루 평균 흡연 수가 많을수록 그리고 흡연 기간이 길수록 폐암에 걸릴 확률은 높아진다.

하루 흡연량에 흡연연수를 곱한 수치를 브린크만 지수라 한다. 이것이 400을 넘으면 발암 확률이 급증하는데, 하루에 한 갑씩 20년 동안 피운 사람은 20×20이므로 400이 된다.

담배의 독소는 매우 천천히 작용하기 때문에 담배를 피우면서도 유해하다는 것을 실감할 수 없다. 그러나 계속 피우는 사이에 조금씩 병의 요인이 생긴다. 담배가 스트레스 해소에 도움이 된다고 말하는 사람이 있지만, 그것은 단지 기분일 뿐 실제로는 혈관을 수축시켜 스트레스를 키운다. 피부의 혈관이 수축하고 피부가 거칠어지는 것은 그 때문이다.

담배의 마력에 끌려다닐 것인가 아니면 유혹을 떨쳐버리고 건강하게 오래 살 것인가 선택해야 한다. 담배를 끊고 5년 정도 지나면 폐가 상당히 깨끗해진다.

병나기 전에 꼭 읽어야 할 책

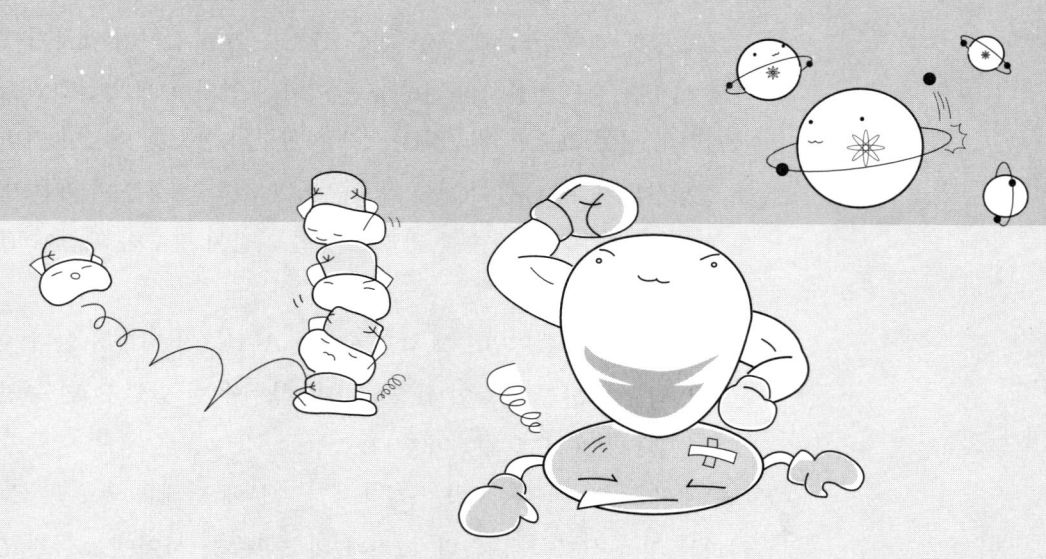

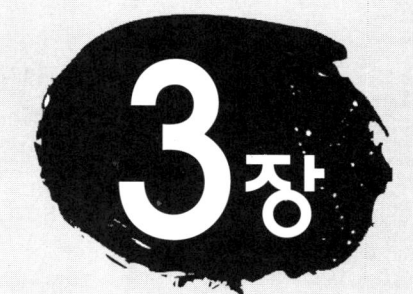

증세로 보는 병과 치료법

가슴이 아프다. 머리가 아프다. 어깨가 결린다 등 누구나 몸 상태가 좋지 않은 일을 경험하며 사는데, 증상이 즉시 나으면 대개 병원에 가지 않는다. 그러나 이런 대수롭지 않은 것도 중대한 병의 신호일 수 있다. 반대로 의사가 괜찮다고 하는데도 증상이 계속돼 걱정하는 경우도 있다.

병이 나지 않도록 신경쓰는 일도 중요하지만 유사시 대처하는 방법도 중요하다. 판단이 빠르면 병이 그 이상 진행되는 것을 막을 수 있다. 이 장에서는 예상되는 병과 대처하는 방법을 증상별로 정리했다.

●증세로 보는 병과 치료법●

흉통

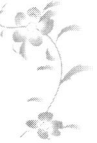
갑자기 가슴 한가운데가 꾹 눌린 듯 아프다. 이와 같은 흉통 발작을 처음 경험하면 누구나 당황한다. 심장이 나쁜 것은 아닐까 걱정하는 사람도 있을 것이다. 그러나 흉통은 두통 다음으로 흔한 증상이다. 심신증의 일종인 심장신경증이나 신경성 위염일 때에도 흉통 발작이 일어나는데, 그대로 내버려두어도 생명에 지장이 있는 것은 아니다.

흉통 발작을 주된 증상으로 하는 병 중에서 생명을 잃을 위험이 있는 것은 심근경색과 해리성 대동맥류 두 가지이다.

심근경색의 치료법은 최근 10년 사이에 많이 진전되었으며 죽음 직전의 중증 환자가 목숨을 건진 경우도 많다. 그 반면, 예방 분야는 따라가지 못하고 있다. 심장에 동맥경화의 폭탄을 안은 채 겉으로는 건강해 보이는 젊은 사람들이 오늘도 비즈니스라는 전쟁터에서 뛰고 있다.

예전에는 50대 이후의 중고령층의 병으로 취급되던 심근경색이 지금은 30대에서도 일어난다. 심근경색을 예방하기 위해서는 협심증이 왔을 때 심근경색이 되지 않도록 끈기 있게 치료하는 방법 이외에는 없다.

해리성 대동맥류는 40대 이후에 많은데, 흉통 발작을 일으키는 것은 심근경색과 비슷하나 증상이 전혀 다르다. 역시 조기진단과 조기치료가 중요하다. 여기서는 흉통이 생기는 과정과 발작 증세부터 어떠한 병이 예상되는지, 또한 어떻게 대처해야 하는지 알아보자.

심장은 왜 아픈가?

심장의 근육(심근)에는 자율신경만 있고 지각신경이 없다. 그러므로 심장은 세게 치거나 꼬집어도 아프지 않다. 그런데도 심장이 아픔을 느끼는 이유는 압박감지 센서가 있기 때문이다.

동맥벽에는 여기저기 혈관의 압박을 조절하는, 알파와 베타 두 종류의 수용체가 붙어 있다. 혈관이 찢어지거나 막혀서 혈액의 흐름이 뚝 떨어지면 이상이 발생했다는 신호가 뇌의 자율신경중추에 있는 혈압조절센서에 전달된다.

이 센서는 신호의 내용을 판별해 즉각 혈관의 폭을 조절하도록 현장의 교감신경과 부교감신경에게 지령을 내린다. 두 신경은 마치 엔진의 엑셀레이터와 브레이크처럼 수용체에 작용해 혈관을 수축시켰다 이완시켰다 하면서 혈액순환을 복구하는 작업에 착수한다.

자율신경의 혈압조절 작업이 천천히 이루어지면 아무런 증상이 없다. 그러나 혈관이 갑자기 수축하면 통증이 느껴진다. 얼음 조각을 서둘러 먹으면 미간이 아프다. 이것은 목의 혈관이 차가워져 갑자기 수축했기 때문에 일어나는 혈관통이다. 물을 마시면 혈관이 풀어져 아픔이 즉시 사라진다.

혈관통은 혈관이 갑자기 확장되기 때문에 생긴다. 손으로 얼음을 집으면 손바닥이 잠깐 하얗게 되면서 얼얼하다. 견딜 수 없어 손을 떼면 아픔이 사라졌다가 손바닥이 붉어지면서 서서히 아프다. 피부 아래의 혈관이 반작용으로 급격하게 확장되기 때문이다. 손을 문질러 충혈된 혈액을 분산시키면 통증이 가라앉는다. 알파와 베타 수용체의 감도를 둔하게 하는 약이 각각 α차단제, β차단제인데 고혈압이나 협심증 치료에 응용된다.

주의! 통증이 없는 협심증

통증을 느끼는 하한선은 사람에 따라 다르고 때에 따라 다르다. 공복시 또는 안절부절못할 때에는 하한선이 내려가 대수롭지 않은 자극에도 민감하게 반응하여 통증을 느낀다. 시판되는 진정약은 대부분 통증의 하한선을 올리는 작용을 한다. 통증의 하한선이 높거나 혈관의 반응이 둔할 경우에는 협심증이라도 통증이 느껴지지 않기 때문이다.

근래에 통증이 없는 협심증인 무증후성 심근허혈증이 주목받고 있다. 발생 빈도는 아픔이 있는 협심증과 비슷하거나 그보다 빈번한 정도이다. 관상동맥에 심한 동맥경화가 몇 곳 있으면 밤낮을 가리지 않고 허혈반응을 일으킨다. 그래도 흉통은 없다. 허혈반응이란 심근의 혈액부족 상태를 말한다. 운동부하 심전도검사나 24시간 연속심전도 기록을 통해 비로소 알 수 있는 병이다.

무증후성 심근허혈증은 증상이 없어 병을 발견하기 어렵다. 또한 조기에 발견한다 해도 흉통의 횟수가 적기 때문에 가벼운 병이라고 생각하기 쉽다. 그러나 심근경색이 될 위험은 협심증이 있는 사람이나 무증후성 심근허혈증이 있는 사람이나 차이가 없다.

자신이 건강하다고 생각하는 사람이 과로한 나머지 심근경색으로 쓰러지는 경우가 있다. 증상이 없기 때문에 괜찮다고 생각하는 것은 심장병에는 적용되지 않는다. 심장이 나빠도 흉통이 없는 경우가 있고, 흉통은 있어도 심장이 나쁘지 않은 경우가 있다. 이 차이를 이해하기 위해 혈관의 반응 구조를 살펴보자.

혈관의 과잉반응에 따른 통증

자율신경팀은 서로 균형을 유지하면서 낮이나 밤이나 묵묵히 맡은 작업을 수행한다. 신장의 레닌과 앤지오텐신, 부신수질의 아드레날린도 때에 따라 혈관조정에 참여하는데, 이들과도 타협 해야한다.

일이 아무 문제없이 순조롭게 잘 진행될 때에는 가만히 있지만 조금이라도 문제가 생기면 "도대체 뭘 하고 있는 거야. 자율신경 실조증에 걸렸어?" 하고 불만을 터뜨린다. 혈관을 너무 수축시키면 "허혈로 괴롭다. 좀 더 혈액을 보내라" 하면서 성화이고, 반대로 혈관을 너무 확장시키면 "울혈로 꼼짝할 수 없다. 고통스럽다" 면서 투덜댄다. 부드러운 혈관이라면 이 작업은 간단하다. 그러나 동맥경화로 굳어진 혈관은 좀처럼 말을 듣지 않으므로 조정하는 데 시간에 걸린다.

압력조절의 수용체에도 문제아가 있다. 갑자기 원인도 모르게 혈관이 경련을 일으키는 것은 혈관이 1cm 정도의 길이로 수축하는 현상인 연축이다. 이것은 몇 초에서 몇 분 동안 계속되다가 원래 상태로 돌아가는데, 그 사이에 혈류는 거의 정지한다.

연축의 본래 임무는 혈관이 터졌을 때 스스로 하는 지혈반응이다. 손가락을 유리조각에 베었을 때 벤 직후에는 아프지 않다. 그러나 2, 3초 지나면 벤 자리에서 피가 나오고 아프기 시작한다. 이것이 혈관이 수축하면서 일어나는 전형적인 혈관통이다.

민감한 수용체가 위장 내 혈관의 어딘가 있으면 그곳의 혈관이 연축한다. 이것은 피로가 쌓였을 때나 불쾌감을 느낄 때 흔히 일어나는데 갑자기 가슴 한가운데부터 명치 주위로 쑤시는 듯한 통증이 느껴진다. 내시경으로 조사해 보아도 상태가 나쁜 곳을 어디에서도 찾을 수 없다.

위염도 없고 위궤양도 없어 상태가 나쁘지 않는데도 위가 아프다. 예전에는 이러한 돌발증상을 화라 불렀으나 현대의학에서는 신경성 위염이라 한다. 심장 주변에는 혈관이 많이 지나가는데, 혈관의 일부가 과잉 수축하면 가슴 중심부가 눌린 듯 아프고 목에 이물질이 걸린 것처럼 숨이 막힌다. 어떤 날은 왼쪽 가슴이 아프고 어떤 날은 오른쪽 가슴과 등이 아파서 아픈 곳이 바뀌는 것이 특징이다. 이것저것 조사해 보아도 심장의 어디에서도 이상이 나타나지 않아 심장신경증이라는 진단이 나온다.

이외에도 마라톤 도중에 옆구리가 아프거나 아침에 일어났을 때 욱신욱신하는 편두통, 어깨나 등, 팔에서 느껴지는 신경통도 있고, 머리에 열이 나오고 팔다리가 차가워지는 여성의 갱년기증상도 있다. 이와 같이 혈관과잉반사 증상은 열거하자면 끝이 없다. 그러나 통증이 있다고 해서 무조건 몸의 이상이라고 말할 수는 없다.

원인을 알 수 없는 통증의 정체

혈액순환은 상공에서 내려다보는 자동차의 흐름과 비슷하다. 넓은 도로에서는 순조롭게 잘 빠지지만 몇 갈래로 갈라지는 좁은 길에서는 밀리는 곳이 많다.

골목 안의 좁은 길은 혈관으로 말하면 모세혈관의 세소혈관에 해당한다. 이 세소혈관이 혈액순환의 사활을 쥐고 있다. 모세혈관은 말하자면 대문에서 현관까지의 통로이다. 여기에서 세포에 산소를 보내고 탄산가스나 쓰레기를 받아들인다. 모세혈관은 혈관의 굵기를 조절하는 평활근이 붙어 있지 않아 굵기가 언제나 같다. 스트레스에도 영향을 받지 않는다. 손목의 동맥 같은 굵은 혈관은 스트레스로 다소 수축하는 일은 있어도 혈류량이 크게 변하는 일은 없다.

그런데 모세혈관은 원반 모양의 적혈구가 한 줄로 겨우 지나갈 수 있을 정도의 굵기이다.

안절부절못하거나 화를 벌컥 내거나 피로가 쌓이는 등의 스트레스를 받으면 폭이 반 정도로 좁아진다. 그러면 지금까지 눈에 잘 잡히지 않을 만큼 빠른 속도로 잘 흐르던 적혈구가 갑자기 느려지게 되는데, 이 상태를 현미경으로 관찰하면 적혈구가 한 개씩 몸을 꼬면서 천천히 지나가는 모습이 보인다. 이제 단순한 달리기가 아니라 장애물경주같이 되는 것이다(그림 6 참조).

앞쪽에 있는 세포는 "산소가 부족해 괴롭다. 도와줘!" 하며 비명을 지

●증세로 보는 병과 치료법●

른다. 이 순환부전에 따른 산소부족 상태가 여기저기서 일어났다가 어느 순간 깜쪽같이 사라지는 것이 원인을 알 수 없는 병의 정체이다. 실제로 검사를 해보아도 상태가 나쁜 곳을 찾을 수 없다.

이것을 실감할 수 있는 하나의 예로 점적주입(방울방울 떨어뜨려 넣는 것)을 들 수 있다. 이렇게 하고 15분만 지나면 얼굴에 혈색이 돌고 복통이 없어진다. 막힌 모세혈관의 흐름이 좋아졌기 때문이다. 점적액 속에 힘이 솟는 비약이 들어 있는 것은 아니다. 피부의 혈관과 내장의 혈관은 역할이 같아서 수축될 때 같이 수축하고 늘어날 때 같이 늘어난다. 그러므로 안색이 좋을 때는 내장에도 혈액이 잘 흐른다. 웃고 있는 사람은 안색도 좋고 식욕도 있다. 반대로 안색이 좋지 않으면 위장의 상태도 좋지 않다.

흉통과 관련된 병과, 주의해야 할 좀더 구체적인 증상을 살펴보자.

그림 6. 혈액순환을 좌우하는 것은 세소혈관

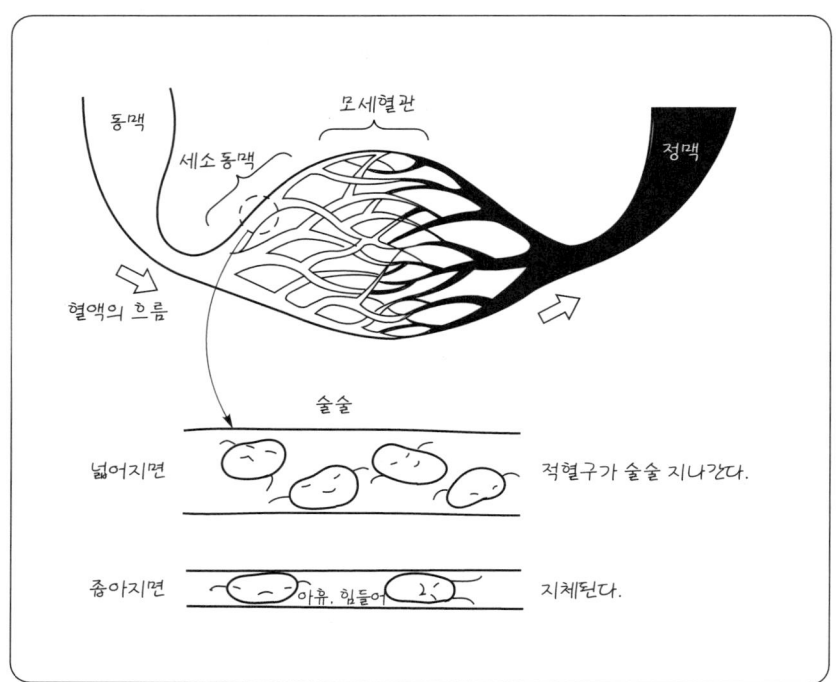

* 세소혈관은 모세혈관 바로 앞에 있는 혈관이다. 넓은 간선도로에서 일차선 도로에 진입하는 듯한 곳으로 원래 정체하기 쉬운 장소이다. 근육이 없는 모세혈관은 근육의 작용으로 수축하는 일은 없지만 스트레스 등을 받으면 폭이 반 정도로 좁아진다. 이 길이 좁아지면 앞쪽에 있는 혈관은 산소가 부족하게 된다.

●증세로 보는 병과 치료법●

운동 중이나 운동 직후에 가슴에 통증이 있다 : 협심증

　협심증 초기에는 한참 몸을 움직이고 있을 때나 움직임을 끝낸 직후에 흉통 발작이 일어난다. 무거운 짐을 운반할 때나 계단을 올라갈 때, 버스를 타기 위해 뛰어갈 때 또는 운동을 하고 나서 휴식 중에 많이 일어난다. 또한 바쁜 업무로 지쳐 있거나 수면부족 상태, 걱정거리 등 스트레스가 쌓였을 때 일어나는 경우가 대부분이다.

　증상으로는 가슴 왼쪽 부분에 무거운 것을 올려 놓은 듯한 압박감이 있다. 통증의 범위가 주먹 크기인 것도 있고 왼쪽 가슴 전체나 가슴 한가운데인 경우도 있다. 짧은 것은 몇 초 만에 통증이 사라지지만, 보통은 몇 분 동안 계속된다.

　협심증 때문에 명치 주위에 나타나는 찌르는 듯한 통증을 위 때문이라고 잘못 생각하는 사람도 있고, 아래턱의 통증을 충치로, 양 어깨의 묵직한 통증을 어깨결림이라고 오인하는 사람도 있다. 초기의 협심증에는 니트로글리세린이 잘 듣는다.

　증상은 사람에 따라 다르지만 항상 어느 한 곳이 아픈 것이 특징이다. 왼쪽 가슴이 아팠다 오른쪽 가슴이 아팠다 하는 식으로 때에 따라 아픈 위치가 바뀌는 경우에는 협심증이 아니다. 이것은 오히려 심장신경증이나 신경성 위염 또는 혈관연축반응을 의심해 보아야 한다.

　협심증은 처음 발작하고 나서 6개월이나 1년이 지나 완전히 잊을 무렵 2차 발작이 일어나는데, 그 사이에 동맥경화가 진행된다. 발작은 출근 도중, 목욕 중, 저녁을 먹고 텔레비전을 보고 있을 때, 서서 대화하다가 일어나는 등 낮이건 밤이건 언제든 일어날 수 있으며, 빈도가 많아질수록 강한 압박감이 느껴진다.

발작 시간은 처음에는 길어야 5분에서 10분 정도이다. 그러나 발작이 거듭되면서 3개월에 한 번, 한 달에 한 번, 일주일에 몇 번 하다가 하루에 몇 번 반복하기도 한다. 여기까지 오면 심근경색 발병이 목전에 와 있다. 이것을 불안정협심증 또는 절박경색이라 한다.

✚ Point

* **증상** : 가슴 왼쪽을 무겁게 누르는 듯한 압박감과 통증이 몇 초에서 몇 분 동안 계속.
* **원인** : 과로, 수면부족, 스트레스의 누적.
* **치료법** : 관상동맥을 넓혀주는 니트로글리세린.

● 증세로 보는 병과 치료법 ●

한밤중에 일어나는 가슴 통증 : 혈관연축성 협심증

한밤중부터 새벽까지 짓누르는 듯한 가슴 통증 때문에 잠을 이룰 수 없었다고 말하는 30대 주부가 있었다. 통증은 몇 분 계속되다 가라앉았다 하면서 몇 시간이나 반복되었다. 그녀는 학교 다닐 때 육상선수였는데 이런 통증은 처음 경험한다고 했다. 계단을 오르거나 뛰거나 하면 다소 헉헉거리는 일은 있었어도 가슴이 아픈 일은 없었다고 했다.

한밤중부터 새벽까지 흉통 발작이 반복된다면 혈관연축성 협심증을 의심해 볼 수 있다. 이것은 관상동맥에 있는 압력 수용체의 감도가 올라가 혈관의 일부가 연축함으로써 일어난다. 운동부하 심전도검사에서는 심근허혈반응이 나오지 않지만 24시간 연속심전도를 기록하면 한밤중부터 새벽에 걸쳐서 특징적인 허혈반응이 일어난다.

수술할 필요가 있는 경우에는 심장 카테터검사(플라스틱으로 생긴 가는 관을 사용한 검사)를 실시한다. 발작을 유발하는 시험을 해서 양성이 나오면 진단이 확정된다. 동맥경화가 없으면 심근경색까지 진행할 위험은 없으며 연축을 억제하는 약을 복용하면 우선은 안전하다.

혈관연축성 협심증의 특수형으로 이형협심증이라는 것이 있다. 이 경우에는 심근허혈을 보이는 심전도 파형이 보통의 협심증과 달리 심근경색과 비슷하다. 실제로는 증상이 한정되어 있는데, 연축을 억제하는 약을 먹으면 발작을 억제할 수 있다.

협심증 약을 사용하는 법

다이너마이트 원료로 유명한 니트로글리세린은 협심증 발작에 필수 구급약인데, 아플 때 가장 많이 사용하는 형태가 혀 밑에 끼우는 정제이다. 니트로글리세린의 가장 큰 약효는 관상동맥의 확장으로 혈액이 많이 흐르게 되어 심근이 활력을 되찾는 데 있다. 또한 전신의 정맥도 확장시키는데, 심장으로 돌아오는 혈액량이 적어지면 그만큼 심장의 업무량이 줄어 편해진다.

흉통 발작이 일어났을 때 그것이 협심증인지, 아니면 신경성 통증인지 알 수 없을 때 먼저 협심증을 의심해 니트로글리세린 정을 혀 밑에 끼운다. 니트로글리세린 정을 사용하는 것은 흉통을 억제하기보다 수축된 관상동맥을 넓혀 혈전이 막히는 것을 막기 위해서이다. 즉 심근경색의 발병을 저지하는 것이 목표이다.

협심증의 경우에 2, 3분이 지나면 통증이 사라진다. 효과가 없으면 하나 더 추가한다. 그 뒤 2, 3분이 지나도 통증이 계속되면 다시 1정을 추가한다. 그래도 통증이 가라앉지 않는다면 협심증이 아니라 다른 병이 의심된다. 이때는 정밀한 검사가 필요하다.

니트로글리세린 정의 사용량이 하루 8개 이내이면 집에서 치료하지만, 그 이상이 필요한 경우에는 입원치료를 하는 것이 보통이다. 니트로글리세린을 복용하면 머리가 아픈 사람도 있다. 이는 뇌의 혈관이 급격하게 확장되기 때문에 일어나는 혈관통이다. 몇 번 시도하다 보면 적응이 되어 두통이 가벼워진다.

●증세로 보는 병과 치료법●

작은 병에 들어 있는 니트로글리세린은 한번 뚜껑을 열면 수분이 증발해 효과가 적어지므로 개봉한 후 6개월 이상이 지나면 새것으로 바꿔야 한다. 1정씩 밀봉되어 있는 니트로글리세린은 봉지를 뜯지 않는 한 오래 보관할 수 있다.

그림 7. 점점 심해지는 동맥경화(관동맥경화증)

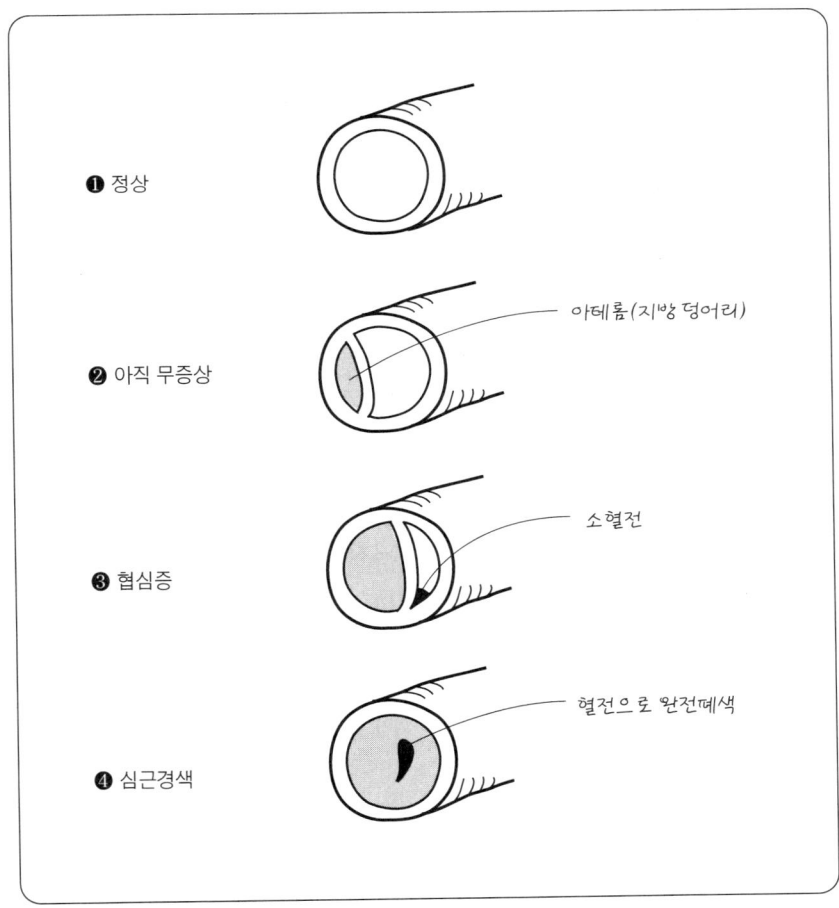

➕ Point

* **증상** : 한밤중부터 새벽까지 짓누르는 듯한 가슴 통증 반복.
* **원인** : 혈관의 일부가 연축해서 일어남.
* **치료법** : 연축을 억제하는 약 복용.

왼쪽 가슴에 찾아오는 심한 통증 : 심근경색

갑자기 왼쪽 가슴에 칼로 찌르는 듯한 심한 통증이 덮친다. 너무 아파 얼굴을 찌푸리고 오른손으로 자신의 심장을 쥐어뜯는 발작을 일으킨다. 통증은 20분에서 1시간 가까이 계속된다. 니트로글리세린 정이 전혀 듣지 않는다.

심근경색 발병 후 24시간은 생사의 기로라고 할 수 있는 가장 위험한 시간이다.

병원에 도착해 모르핀계 진통제 주사를 맞아야 겨우 통증이 가라앉는다. 70세가 지나면 심근경색의 경우에도 흉통이 그다지 심하지 않은 것이 보통이다. 개중에는 통증을 전혀 느끼지 않는 사람도 있다. 반면 발병한 지 얼마 되지 않아 심장이 멈춰 숨을 거두는 경우도 적지 않다.

심근경색의 경우 심전도에 심근괴사를 보이는 특유의 파형이 나온다. 부정맥이 나와 있으면 그만큼 위험도가 높아지며 보통의 협심증과는 달리 혈액검사에서 이상이 인정된다.

발병에서 3주일까지를 급성심근경색이라 하는데, 이 기간에는 절대 안정이 필요하다. 수술, 내복용법 등으로 무사히 넘기면 괴사한 심근조직이 낫는다. 이후는 만성심근경색이다.

●증세로 보는 병과 치료법●

겉으로 보기에
완치된 것처럼 보일 뿐이다

긴급수술이 성공해 가슴 통증이 딱 멈추면 마치 완치된 듯한 느낌을 받는다. 그러면 금지된 담배에 슬그머니 손이 가고 과식과 과음, 수면부족으로 이어지는 나쁜 생활패턴으로 돌아가는데 이때 심근경색은 재발된다.

심근경색이 재발되면 급사할 위험도가 높아진다. 수술한 후 6개월 만에 재발하는 일이 많은데 그 이유는 수술을 해서 혈액순환은 개선되었지만 동맥경화가 그대로 남아 있기 때문이다. 혈전이 생기기 쉬운 상황은 조금도 개선되지 않은 것이다.

반흔이 생겨 경색된 부분을 허혈지대가 둘러싸 이 부분이 괴사하면 경색이 퍼지고 심장의 박동력은 더욱 약해진다. 다행히 인체에는 허혈구제 구조가 있다. 허혈지대를 지나는 혈관에서 가는 가지가 퍼져 혈액공급을 시작하는 것이다. 이 혈관은 경색부에 새로운 혈관을 제공하는, 말하자면 스폰서이다. 바이패스bypass;우회 혈관이 생기면 혈관이 완전히 막혀도 경색 되지는 않는다. 다만 바이패스 혈관이 완성되려면 3개월 정도 걸린다.

보통은 수술 6개월 후에 심장 카테터검사를 실시해 혈액순환상태를 확인하게 된다. 만성심근경색은 혈액의 스폰서가 되는 이 바이패스 혈관이 손상되지 않도록 전력을 다하면서 운동과 함께 혈압약, 혈관확장제, 항혈전약을 사용하여 치료한다.

✚ Point

* **증상** : 왼쪽 가슴에 격렬하고 지속적인 통증.
* **원인** : 관상동맥의 경화로 심장 근육이 부분적으로 죽은 것.
* **치료법** : 안정을 취하고 빨리 의사에게 알린다. 발병 후 24시간이 생사의 기로.

> 알아두면 좋아요

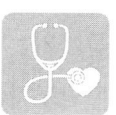 검진에서 심근경색이 의심된다는 말을 들었는데…

회사에서 건강검진을 받던 30대 여성은 심근경색이 의심스러우니 정밀 검사를 받아보라는 진단을 받았다. 그러나 그녀는 그때까지 흉통 발작이 일어난 적이 없다고 했다.

심전도에 이상이 있다는 말을 들으면 누구나 걱정할 것이다. 그러나 나이가 젊을 경우에 몸이 고통을 느끼는 기능도 건강하므로 발작을 하지 않는 심근경색(무통성 심근경색)이 발병하리라고 생각하지 못한다. 이러한 심전도가 나온 이유의 하나로 어렸을 때 앓은 심근염을 생각해볼 수 있다. 심근염이 나온 자리는 음성 T파라고 해서 심근경색의 심전도와 비슷한 파형을 나타내기 때문이다. 심근염은 감기 바이러스가 심근에 염증을 유발한 것이다. 보통 감기 증상만 있을 뿐 겉으로는 구별되지 않는다. 감기 증상은 며칠 만에 없어지기 때문에 심근염에 걸렸다는 사실조차 모르는 일이 많지만, 특유의 심전도 파형이 평생 남는다.

이 여성의 경우에는 심장 카테터 등의 검사를 할 것이 아니라 먼저 부하심전도검사와 홀터검사를 받아 심장의 혈관에 피가 지나는 곳(경색)이 없는지 검사해 보아야 한다. 심근염은 한번 치료하면 다시 악화되는 일은 없고 일이나 운동에도 지장이 없다.

●증세로 보는 병과 치료법●

그림 8. 심근경색을 구제하는 바이패스 혈관

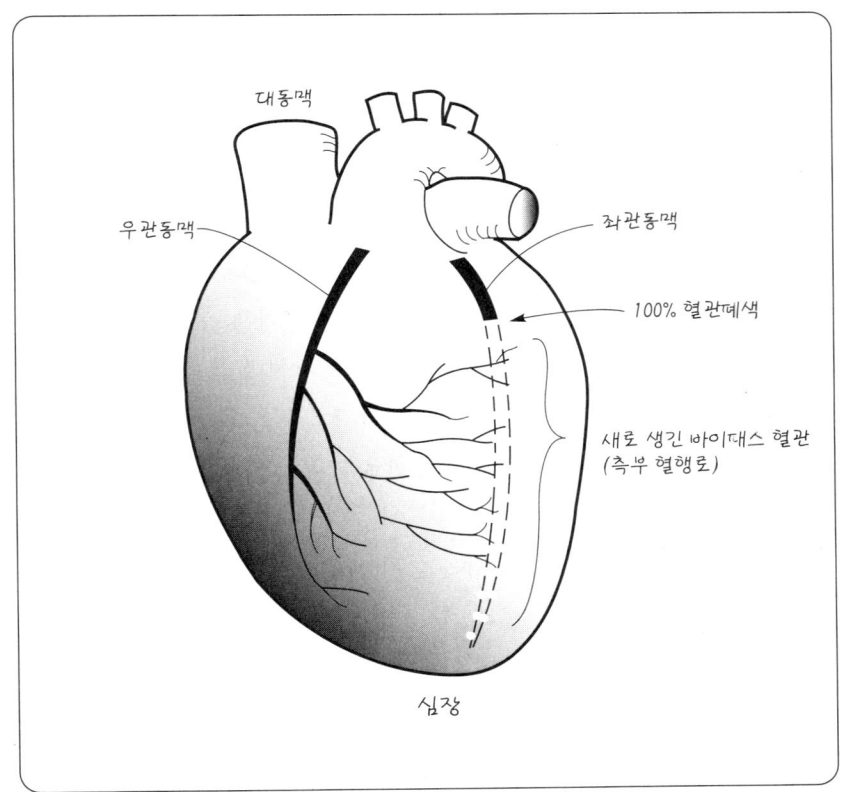

* 옆의 혈관(위의 경우는 우관동맥)에서 혈액을 공급받는 바이패스 혈관이 있으면 혈관이 완전히 막혀도 심근경색이 되지 않는다.

왼쪽 어깨에 심한 통증이 온다 : 해리성 대동맥류

갑자기 왼쪽 가슴, 어깨, 등에 부젓가락으로 찌르는 듯한 심한 통증이 지나간다. 너무 아파서 숨을 쉴 수조차 없어 정신을 잃고 쓰러진다. 심근경색과 마찬가지로 니트로글리세린이 전혀 효과가 없다. 모르핀계 진통제 주사로 한숨 돌려도 약이 떨어지면 다시 통증이 엄습해온다.

이 병은 대동맥의 내벽이 높은 압력으로 균열이 생겨서 오는 것이다. 그 작은 상처를 통해 혈액이 혈관벽의 내부로 침투하면, 혈관벽이 외부를 향해 혹 모양으로 팽창한다. 이와 같은 혈관벽의 과도한 긴장이 심한 통증을 일으킨다.

병명에 있는 '해리성'은 혈관벽의 내벽과 외벽이 침입한 혈액 때문에 분리된다는 의미이다. 단순하게 '대동맥류'라 불리는 경우는 이와는 원인이 다른데, 대동맥의 벽 안에 콜레스테롤이 쌓여 혹 모양으로 확대된 상태로 복부대동맥에 생기기 쉽고 크게 부어도 통증은 없다. 그런데 벽 전체가 약해져 있기 때문에 큰 출혈의 위험이 있다. 혹의 지름이 6~8cm로 커지면 인공혈관 이식수술을 해야 한다.

해리성의 경우에는 혹 안의 압력이 극한까지 높아지면 내벽이 견디지 못하고 무너진다. 혹 안에 쌓여 있던 혈액이 빠져나와 본래의 통로로 되돌아오는 것이다. 그렇게 되면 혈관벽의 긴장이 해소되고 통증이 가벼워진다. 첫 번째 균열은 혈액의 유입구가 되어 심한 통증이 오지만 두 번째 균열은 탈출구가 되어 통증을 덜어주는 셈이다(그림 9 참조). 이 첫 번째와 두 번째 균열이 일어나는 시간은 짧으면 한 시간 보통은 며칠인데 계속해

●증세로 보는 병과 치료법●

서 통증이 파도처럼 밀려온다.

이때는 혈압을 가능한 한 내려 혈관긴장을 완화시켜 통증을 억제하면서 출구가 생길 때까지 가만히 기다린다. 수술에 견딜 만한 체력이 있으면 인공혈관을 사용해 통증을 줄이는 방법도 있다.

그림 9. 심장에 심한 통증이 오는 혈관 이상 : 해리성 대동맥류

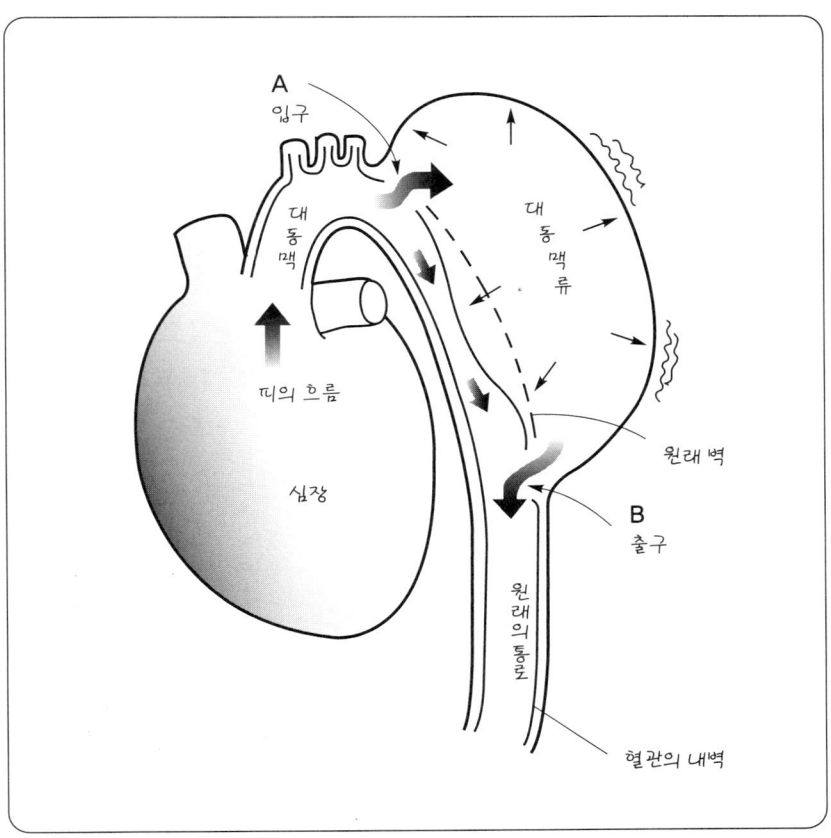

* 대동맥에 생긴 균열(A)을 통해 혈관의 벽 내부에 혈액이 투입된다. 벽이 바깥쪽을 향해 크게 늘어나 심한 통증을 일으킨다. 두 번째 균열(B)이 생기면 혈액이 원래 통로로 돌아와 통증이 가벼워진다. 이때 혈압을 가능한 한 내려 혈관긴장을 완화시킨다.

✚ Point

* **증상** : 왼쪽 가슴, 어깨, 등에 찌르는 듯한 심한 통증.
* **원인** : 대동맥의 내벽이 높은 압력으로 균열이 생긴 것.
* **치료법** : 혈압을 최대한 내려 긴장된 혈관을 푼다. 인공혈관 이식수술.

동계

갑자기 심장의 고동이 빨라지거나 박동이 불규칙하게 뛰면서 가슴이 답답하다. 심장의 증상만으로는 무엇인지 알 수 없다. 불안한 마음에 구급차를 불렀는데 병원에 도착하니 아무렇지도 않은 듯 나아 있었다. 이것은 어느 병원에서나 흔히 볼 수 있는 일이다. 일반적으로 '동계'라고 부르는 대동맥은 심박 리듬이 불안정하기 때문에 일어난다. 원인의 대부분은 자율신경 과잉반응이다. 보통은 아무렇지도 않게 자연스럽게 낫지만 부정맥 중에는 중한 병의 전조이거나 돌연사로 직결되는 일이 있으므로 방심은 금물이다.

부정맥은 불규칙한 심장박동, 맥박이 극단적으로 빨라지는 빈박발작, 극단적으로 늘어지는 서맥발작 그리고 심전도에만 이상파형이 나오는 것 등 네 가지 유형이 있다. 때로는 두 가지 유형이 함께 나타나는 경우도 있다. 그런데 안전한 부정맥과 위험한 부정맥은 어떤 점이 다를까? 그 구분 방법과 대처 요령을 부정맥의 발생 구조를 토대로 하여 설명한다.

●증세로 보는 병과 치료법●

심장박동의 리듬 구조

우심방의 상단에는 동결절이라 불리는, 전기를 발생하는 장치가 있다. 발생된 전기는 결절의 내부를 빙빙 돌다가 문이 열리는 순간 밖으로 튀어 나간다. 문은 곧 닫히고 다음 번 박동 신호를 기다린다. 밖으로 나온 전기 펄스는 심방벽의 전기전용 통로를 통해 우심실의 상단에 있는 방실 결절로 들어간다. 이 전기 중계소를 나와 1cm 정도에서 우심실로 가는 우각과, 좌심실로 가는 좌각 두 갈래로 나뉜다(그림 10 참조).

그 다음에는 각각 가는 가지로 나뉘면서 심근세포의 하나하나에 전기를 전달하는데, 심장은 이 전기에 반응해 수축하면서 혈액을 내보낸다. 전기가 사라지면 심장이 확장되면서 혈액이 들어온다. 박동 리듬을 조정하는 것은 자율신경이다. 교감신경은 심방을, 부교감신경은 심실을 담당한다.

교감신경은 심방의 벽에 있는 압박 감지 센서를 모니터링하면서 문의 개폐속도를 결정하는데, 언제나 규칙적으로 같은 간격으로 송전한다. 맥박을 늘리는 엑셀레이터 역할을 하는 것이다. 이에 반해 부교감신경은 너무 빨라진 맥박에 브레이크를 걸어 속도를 늦춘다. 엑셀레이터와 브레이크가 잘 맞물려 돌아갈 때에는 맥박이 쾌적한 속도로 뛴다. 심장의 존재를 잊을 정도로 좋은 순환상태가 유지되는 것이다.

심장 전기계통의 고장

자율신경도 살아 있는 것이라 때로는 실수를 한다. 쉬고 있는데 '운동 중'으로 센서 신호를 잘못 읽어 맥박을 빨리 뛰게 만드는 일도 있다. 이것을 동성빈박발작이라 하는데, 목 안을 지나는 부교감신경을 자극하면 대부분 낫는다. 냉수 한 컵을 벌컥벌컥 마시거나 손 끝으로 혀의 뿌리 부분을 눌러 헛구역질을 하는 간단한 방법도 있다. 그 외에도 자율신경을 잘못 조정하여 일어나는 부정맥도 있다. 한밤중에서 새벽녘까지 맥박이 극단적으로 느려지는 동성서맥인데, 보통은 걱정하지 않아도 된다. 그러나 정도가 심하면 곤란한 일이 일어난다.

서맥이란 보통 매분 50~80회 정도 되는 맥박수가 매분 49 이하로 떨어진 상태를 말한다. 수면 중에 40회대가 되는 일은 어렵지 않게 볼 수 있지만 30회대까지 내려가면 위험하다. 이때는 혈류가 느려지므로 동맥경화가 있는 곳에서 피가 덩어리지기 쉽다. 맥박이 느려지면 혈전을 튀겨내는 혈류의 힘도 약해진다. 동성서맥이 일어나는 새벽부터 오전까지가 심근경색이나 뇌졸중, 돌연사가 가장 발생하기 쉬운 시간대이다.

이렇게 심하지는 않더라도 맥박이 느려지면 빈혈 비슷한 증상이 온다. 아침에 잠자리에서 일어날 때 아찔하거나 머리가 무겁고 나른하다. 그럴 때에는 일어나기 전에 심호흡을 하면서 손과 발을 움직여 교감신경을 자극해준다. 2, 3분 지나면 맥박수가 회복되므로 천천히 몸을 일으키면 다소 편해진다.

갑상선 기능이 병적으로 높아지는 바제도병Basedow's disease은 맥박이 빨라지는 동성빈박이 되고, 갑상선 기능이 저하되는 점액수종은 맥박이 느려지는 동성서맥이 된다. 울대뼈Adam's apple의 양쪽에 있는 갑상선이 부어 있지 않은지 확인해 보아야 한다. 침을 삼킬 때 함께 위로 움직이는 것이 갑상선이다.

맥박과 맥박의 간격이 언제나 일정하다고 할 수는 없다. 조금 빠르거나 느려지는 일도 있다. 그러나 빨라져도 1,000분의 몇 초 정도 짧은 것을 동성부정맥이라 한다. 이는 무해한 부정맥의 대표격으로 심전도에만 나올 뿐 자각증상은 없다. 초등학생이나 중학생에게서 비교적 많이 나타나는데, 걱정하지 말고 열심히 공부하고 운동하면 된다.

동결절이 약해지는 동부전증후군의 경우에는 맥박수를 적정범위로 조절할 수 없게 되어 빈박발작이나 서맥발작이 반복적으로 일어난다. 이것은 치료가 필요하다.

그림 10. 심장을 움직이는 전류의 흐름도

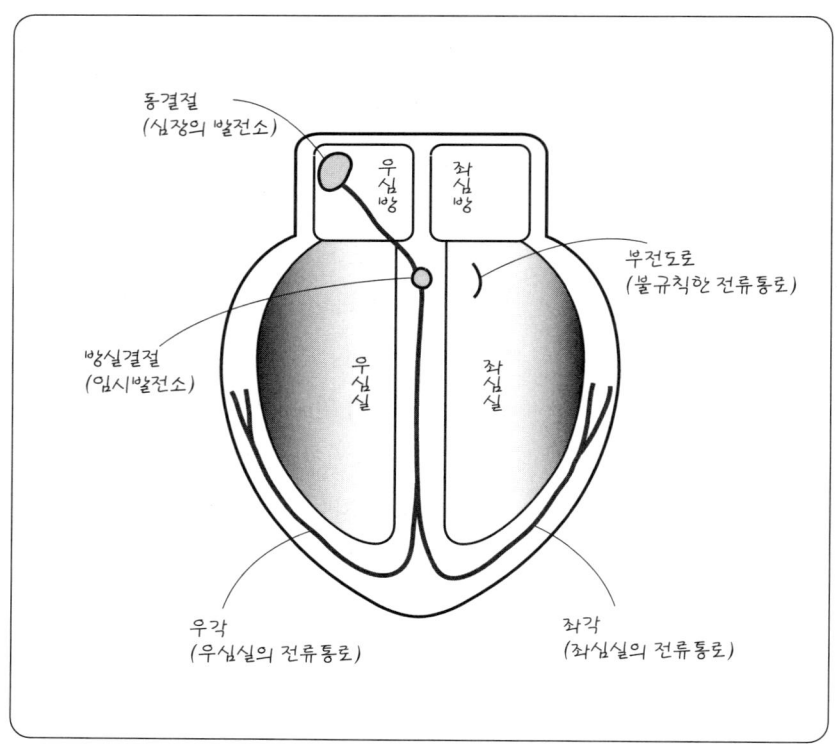

* 심박을 일으키는 전기의 정규 발전소인 동결절이 고장나면 방실결절이 임시로 발전한다. 보통의 전기통로에서 벗어난 부전도로는 태아에게서 흔히 사용되지만 어른의 경우에 이것이 있으면 WPW 증후군이 되어 심전도에 독특한 파형이 나온다. 보통은 문제가 없지만 어쩌다 이 부전도로에 전류가 흐르게 되면 심한 빈박발작이 일어난다.

●증세로 보는 병과 치료법●

자각증상이 없지만 심전도가 이상하다 : 좌각·우각 차단

심장 내의 전기회로가 손상되어 신호가 도중에 차단되는 경우가 있다. 고혈압이나 심장비대, 심근장애, 변막증 등이 그 원인인데 사실 원인을 알 수 없는 경우도 많다.

차단장소에 장애가 없는 것은 우심실을 지나는 전기의 전도로, 즉 우각이다. 완전하든 불완전하든 우각 차단 그 자체는 특별히 신경 쓰지 않아도 된다. 전기가 건전한 좌각 쪽에서 돌아오기 때문에 우심실이 움직이지 않는 일은 절대 없기 때문이다.

좌각만 차단되는 경우는 별로 많지 않지만 있어도 걱정할 것은 없다. 우각에서 전기가 돌아오기 때문이다. 그러나 우각과 좌각 양쪽이 차단되면 주의해야 한다. 여기에 방실 차단이 더해지면 급사위험이 높아지므로 숨어 있는 심근경색은 없는지 자세히 조사해볼 필요가 있다.

좌각 차단이나 우각 차단은 심전도에서 발견되는 부정맥인데, 자각증상이 없다. 특히 불완전 우각 차단에 심근경색과 비슷한 파형이 보일 때에는 돌연사 징조일 수 있기 때문에 주의해야 한다. 스트레스가 많은 바쁜 직장인이라면 적어도 6개월에 한 번은 심전도검사를 받는 것이 좋다.

✚ Point

* **증상** : 자각증상은 없고 심전도에 이상 징후가 나타남.
* **원인** : 노화에 따른 퇴행성 변화와 관련이 깊고 고혈압, 심장비대, 심근장애로 생기기도 함.
* **치료법** : 심장에 구조적 이상이 없고 맥박이 느려지지 않으면 특별한 치료가 필요 없음.

맥박이 느려지다 실신한다 : 방실

심장의 발전소인 동결절에서 전기 중계지인 방실결절 사이의 전기회로가 차단되는 것이 방실 차단이다. 차단의 정도는 여러 가지가 있다. 가벼운 차단일 때는 심방벽에 전달되는 전기의 속도가 약간 늦어질 뿐이므로 치료할 필요는 없다. 그런데 차단 정도가 보통일 때에는 곳곳에서 맥박이 누락된다. 그래도 맥박수가 1분에 정상범위인 50~80번 정도 되면 자각증상이 없는데, 이 또한 방실 차단 자체에는 문제가 없다.

문제는 차단의 정도보다 차단이 일어나는 원인이다. 심근경색이나 심근장애가 있는 경우에는 증상이 가볍더라도 언제 심각해질지 예측할 수 없다. 따라서 경과를 잘 관찰해야 하는데, 방실이 완전히 차단되면 어려움이 있다. 사령탑인 동결절에서부터 박동 명령 전기 펄스가 도달하지 않기 때문이다. 이 상태라면 심장이 멈춰버리는데, 이러한 비상시에 심장은 재빠르게 손을 쓴다. 보통은 단순히 전기 펄스를 중계하는 곳에 지나지 않는 방실결절이 임시 사령실로 변신해 발전을 개시한다. 동결절의 대행이라고는 하지만 제구실을 하는 강한 전기를 낼 수 있어 혈압은 정상으로 유지된다. 임시 사령탑에는 박동 리듬을 조정하는 기능이 없기 때문에 안심할 수는 없다.

맥박이 불규칙하고 느려져서 몇 초 동안 맥박이 뛰지 않는 상태가 계속되면 의식을 잃고 쓰러진다. 맥박이 극단적으로 느려지거나 너무 빨라져 혈압이 급격하게 내려감으로써 실신하는 증상을 애덤스-스토크스 발작이라 한다. 이것은 생명에 직결되므로 긴급치료를 해야 한다.

✚ Point

* **증상** : 맥박이 불규칙하고 느려지다가 계속 맥박이 뛰지 않으면 쓰러짐.
* **원인** : 동결절과 방실결절 사이의 전기회로 차단, 심근경색이나 심근장애가 원인이 되기도 함.
* **치료법** : 증세에 따라 항부정맥제를 쓰거나 페이스메이커 장착.

●증세로 보는 병과 치료법●

페이스메이커

　페이스메이커(자동식 심실수축장치)를 장착한 90세 노인이 이렇게 말하는 것을 들은 적이 있다. "전에는 조금 걷기만 해도 헉헉거리고 괴로웠는데 지금은 아무렇지도 않습니다. 나이 탓이라고 생각하고 있었는데, 사실은 나이 탓이 아니라 심장 탓이었나 봅니다. 지금은 식사도 잘하고 있고 10년은 젊어진 듯한 기분입니다."

　페이스메이커를 장착할 때에는 보통 목 아래의 정맥에서부터 가는 전선을 심장 내에 삽입한다. 전선의 끝에는 전극 두 개가 붙어 있는데 하나는 우심실의 벽에, 다른 하나는 우심방 벽에 접촉되게 한다. 몇 번 송전 테스트를 해서 유효한 위치를 확인한 후 전지를 가슴의 피부 아래에 심는다. 전지에는 작은 메모리칩이 들어 있어 미리 작동조건을 입력한다. 심장의 박동 횟수가 매분 50회 이하가 되면 페이스메이커가 작동을 시작한다. 전기 펄스를 심방의 전극에서 꺼내 우심실의 전극으로 전송한다. 이렇게 하면 정상 심박과 마찬가지로 심방수축 후 심실이 수축하는, 효율적인 심장박동이 이루어진다.

　심장의 자기 박동이 60회 이상이 되면 페이스메이커는 전기를 송전하지 않고 대기상태에 들어간다. 이럴 때에는 전지의 소모도 적고 수명도 오래간다. 그러나 자기 박동이 적어 거의 모든 박동을 페이스메이커에 의존하는 경우에는 전지의 수명도 짧아 5년에 한 번 교체해야 한다. 보통은 수명이 평균 10년 전후이지만 15년을 사용하는 사람도 있다. 교체할 때는 처음보다 간단해서 6개월에 한 번 작동상태를 병원에서 체크하면 된다.

> 알아두면 좋아요

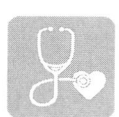 페이스메이커의 오작동이 걱정

"심장 페이스메이커에 악영향을 주므로 휴대전화 사용을 삼가기 바랍니다." 전철을 타면 이런 방송이 나온다. 전철뿐만 아니라 최근에는 거리 어디를 가나 휴대전화의 전파가 날아다닌다. 전철 안이 페이스메이커에 좋지 않다면 다른 곳도 마찬가지다. 그래서 페이스메이커를 장착하고 있는 사람 중에 외출하기가 겁난다고 말하는 사람도 있다.

페이스메이커는 불필요한 발전을 하지 못하도록 되어 있기 때문에 페이스메이커의 오작동이란, 전기를 지나치게 발전하는 것이 아니라 필요할 때 발전을 하지 않는 것을 말한다. 다른 전파를 심장의 박동전류로 오인하여 펄스 발전을 멈추는데 안전관리상 필요한 설정이다.

페이스메이커가 휴대전화의 전파를 포착하려면 기계와의 거리가 22cm 이내여야 하는데 이는 어깨가 스칠 정도의 거리이다. 전철에서 옆에 앉아 있는 사람이 휴대전화를 쓸 경우 걱정하는 사람도 있겠지만 이럴 경우 페이스메이커를 장착하기 전의 상태로 돌아갈 뿐이다. 심장은 자기 박동 리듬으로 움직인다. 만약 맥박수가 떨어져 기분이 나빠지면 자리를 조금 옮기면 되니 안심하고 외출해도 된다. 오히려 지나치게 걱정하는 것이 심장에 좋지 않다.

●증세로 보는 병과 치료법●

갑자기 맥박이 불규칙해진다 : 기외수축

　동결절sinoauricular node이나 방실결절atrioventricular node이 전기를 발생시킨다고 하니 뭔가 특별한 조직처럼 보이지만 사실은 심장의 근육조직이다. 이것은 다른 곳의 심근보다 에너지원인 글리코겐을 많이 가지고 있는 특수 심근이다. 하지만 겉보기에는 다른 심근과 구별되지 않는다. 심장의 근육은 손발을 움직이는 근육과 기본적으로 구조가 같다.

　심장에도 제멋대로 행동을 하는 자가 있어, 때때로 규칙을 무시하고 폭주하기도 한다. 특수 심근이 아닌 보통의 심근에서도 전기가 만들어진다. 그리고 가끔 전기를 내보내기도 하는데, 이에 반응해 심장이 수축하는 것을 기외수축이라 한다. 기외수축은 글리코겐이 작기 때문에 약한 전력밖에 만들지 못한다. 전력을 대충 비교해 보면, 정상 동결절 전력에서 120mmHg의 최고혈압을 내는 사람의 경우에 심방의 심근이 만드는 상실기외수축은 80에서 100, 그리고 심실의 심근이 만드는 심실기외수축에서는 30이나 40이 고작이다.

　심방이 기외수축을 일으키는 심방성 기외수축(상실기외수축)은 맥박이 정상상태에 비해 조금 약하게 나타날 수 있으며 심전도에서는 정상 파형과 거의 같다. 또한 규칙적인 열 안에 이상이 있는 부분이 끼어든 형태를 보인다.

　한편 심실기외수축에서는 맥박이 잡히지 않는데 이는 맥박이 끊긴 것이다. 심전도 파형을 보면 이상한 형태여서 즉시 알 수 있다. 기외수축의 발생원이 심실 내의 어느 한 곳인 경우도 있지만 몇 곳에 산재한 경우도 있다. 발생횟수와 발생원인이 많을수록 그리고 단발보다 몇 개가 연발하는 쪽이 심장에 큰 부담을 준다.

기외수축은 힘이 약해 성실하게 일하지 못하므로 그만큼 다른 심근에 부담을 준다. 그리고 자율신경의 명령을 무시하고 폭주하여 빈박발작을 일으킨다. 상실 빈박발작은 갑자기 맥박이 빨라지는데, 몇 분 내지 몇십 분 지나면 자연히 낫는다. 그러다가 조금 지나면 또 시작된다. 그러나 기초 질환이 없는 사람에게는 아무런 해가 없다. 발작 중 혈압은 정상이거나 조금 낮은 편이고 순환상태는 대체로 양호하다. 발작이 시작되었을 때에는 먼저 일을 중단하고 안정을 취한 다음, 천천히 복식호흡을 해서 심장의 부담을 덜어준다. 그리고 맥을 늦추는 약을 먹어 효과를 기다리는데 당황하지 않는 것이 무엇보다 중요하다.

✚ Point

* **증상** : 맥박이 불규칙하게 뛰는데, 갑자기 빨라지다 정상으로 돌아오기도 함.
* **원인** : 특수 심근이 아닌 보통 심근에서 내보내는 전기에 심장이 수축.
* **치료법** : 하던 일을 중단하고 안정을 취한다. 복식호흡으로 심장의 부담을 덜어줌.

알아두면 좋아요

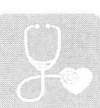 눈꺼풀의 경련은 왜 일어날까?

왼쪽 눈꺼풀이 경련을 일으키며 심하게 떨린다.
때때로 일어나는 이런 증상을 불안하게 생각하는 사람이 많다.
인간의 몸에는 발전소가 있는데 심장의 근육뿐만 아니라 손발을 움직이기 위한 골격근도 전력을 일으킬 수 있다. 이 전력 때문에 눈꺼풀이 실룩실룩 경련을 일으키는 증상이 일어난다.
전력의 강도에 따라 약하게 경련을 일으키는 것에서부터 다리의 발가락 끝이나 장딴지 근육에 쥐가 나면서 심한 통증을 유발하는 것도 있다. 이는 피곤할 때나 스트레스를 받았을 때 나타나기 쉬운 증상이다. 눈꺼풀은 머리에 가까우므로 뇌 속의 이변이 아닐까 걱정하는 사람도 있으나 걱정하지 않아도 된다. 숙면을 취하면 대부분 낫기 때문이다.

옆구리나 목구멍이 욱신욱신 쑤신다 : 심실기외수축

정상적인 동결절의 전력은 강하기 때문에 한 번의 심장 수축으로 80 내지 100mL의 혈액을 내보낸다. 전력이 약한 심실기외수축에서는 20mL가 고작인데, 이렇게 되면 60~80mL의 혈액이 심장 안에 남게 된다. 심장이 다시 확장해서 전신에서 혈액이 돌아오면 심장 안에는 여느 때보다 배 가까이 되는 혈액으로 넘치게 된다. 심장은 크게 부풀었다가 다음 박동(기외수축 직후의 정상박동) 때 모아진 모든 혈액을 내보내는데, 한꺼번에 많은 혈액이 나오기 때문에 대동맥의 벽에 긴장이 감돈다. 이때 왼쪽 가슴, 옆구리 또는 목구멍에 욱신욱신하는 혈관통이 생긴다. 통증은 즉시 사라지지만 가끔은 통증이 몇 초 동안 지속되는 일도 있으며, 물론 통증이 없는 사람도 있다.

혈압은 기외수축할 때 뚝 떨어졌다가 다음 박동할 때 급상승한다. 누군가 일을 게을리 했기 때문에 다른 사람에게 쓸데없는 부담을 주는 것이다. 문제는 이 부담에 견디는 힘이 심장에 있느냐 없느냐 하는 것이다. 심장이 튼튼하다면 걱정할 것 없다. 튼튼한 심장은 불평하지 않고 부담을 소화해가기 때문이다. 그러나 심장이 약한 경우에는 점점 더 약해지기 때문에 매우 심각하다. 심장이 약해져 있다는 것은 심부전, 허혈성심질환, 심근장애, 치료되지 않은 고혈압, 선천성 심질환 등이 있다는 증거이다.

먼저 자신의 몸을 알아야 한다. 24시간 연속 심전도기록법(홀터검사)으로 부정맥을 검사해 증상이 없는지, 숨은 허혈반응이 나오지 않는지 확인한다. 음성이라면 우선 안심이지만 그래도 기외수축은 심장의 에너지를 심하게 소모한다.

　스트레스를 받아 맥박이 고르지 않다고 느꼈을 때에는 심장에 부담이 되는 동작(전력질주, 팔굽혀펴기, 겨울 골프)을 일시 중단하고 맥박이 정상으로 돌아온 후에 다시 하면 위험은 피할 수 있다. 초등학생이나 중학생의 경우에도 잠꾸러기인데다 운동부족, 비만이라면 갑자기 마라톤대회에 참가하는 것은 위험하다. 평상시에는 아무렇지도 않던 기외수축이 심장정지의 방아쇠가 되는 일도 있다. 평소에 운동을 하던 학생이라면 기외수축이 잦아도 충분히 견딜 수 있다. 필요한 에너지를 생산하고 보충하는 메커니즘이 체내에 확실히 조성되어 있기 때문이다.

　심실기외수축이 안전한가 위험한가 하는 것은 그 사람의 체력에 달려 있다. 30대에서 50대의 여성에게서 흔히 볼 수 있는 빈발성 심실기외수축은 모두 해가 없다. 여성 호르몬의 균형이 깨지거나 심근전기의 감도가 높아 일어나는 경우가 있으나 원인은 아직 밝혀지지 않았다.

　심실기외수축 중에서도 연속적으로 발생하는 심실빈박발작은 대단히 위험하다. 혈압이 급강하고 쇼크 상태가 되어 의식을 잃고 쓰러진다. 몇십 초 지나면 정상 심박 리듬으로 돌아오는 경우도 있으나 최악의 경우에는 심장이 미세하게 떨리는 심실세동(심장의 박동에서 심실의 각 부분이 무질서하게 불규칙적으로 수축하는 상태) 상태가 되기도 한다.

　혈압은 제로, 사실상의 심장정지이다. 6분 이내에 심장 마사지와 전기 제세동을 하면 회복이 가능하다.

　심실빈박이나 심실세동을 미리 방지하기 위해서는 페이스메이커 장치가 지금으로서는 유일한 방법이다.

✚ Point

* **증상** : 왼쪽 가슴, 옆구리, 목구멍이 욱신욱신 쑤시는 혈관통.
* **원인** : 심실에서 비정상적인 전기신호가 생겨 심장이 수축.
* **치료법** : 심장에 무리가 가는 동작을 중단하고 맥박이 정상으로 돌아오도록 조치.

맥박이 아주 빠르고 혈압이 불안정하다 : 심방세동

나이가 들면서 심방벽이 손상되면 심방의 여기저기에서 전기 불꽃이 튀게 된다. 그러면 동결절의 전기는 무시되고 심방에서 나온 전기, 즉 상실기외수축만으로 심장이 박동하게 되는데 이때 심방은 미세하게 떨 뿐이다. 이것을 심방세동이라 한다.

맥박이 아주 빠르고 불규칙해진다. 한 줄로 늘어서서 행진하던 학생들이 인솔자의 명령을 무시하고 각자 따로따로 행동을 취한다. 마치 학급붕괴와 비슷하지만, 혈액순환은 계속된다.

이런 부정맥이 되는 사람 중에는 혈압이 정상인 경우도 있고 고혈압인 경우도 있다. 65세가 지나면 심방세동이 되는 사람이 많아지는데, 심장에 이상이 있는 경우에 심방벽이 높은 내압을 받아 심장세동이 되는 것이 보통이다. 심장에 이상이 없는 젊은 사람에게도 일시적으로 나타났다가 자연히 사라진다.

심방세동이 일상생활에 특별히 지장을 주는 것은 아니다. 일이든 여행이든 스포츠든 무엇이든지 할 수 있다. 다만 신경을 써야 할 것은 과로이다. 바쁜 일정, 계속되는 모임, 노화된 뼈에 채찍질을 가하는 것은 심장을 채찍질하는 것이나 마찬가지다.

스트레스가 쌓이면 심장의 전기감지 능력이 높아져, 보통 4개 내지 5개의 심방전기 중 하나만 선택해 반응하던 것이 모든 것에 반응하게 된다. 갑자기 심한 빈박발작이 몰려오고, 맥박이 증가하면서 혈압도 동시에 상승하는데, 맥박이 분당 150번 이상 뛰면 반대로 혈압이 급격하게 내려간다. 심방세동의 빈박발작에서는 맥박이 분당 200에서 300번이나 된다.

혈압이 70 정도까지 내려가고 머리에서 피가 당기는 듯하며 의식이 희미해진다. 잠시 누워 휴식을 취하면 의식이 돌아오는데 '가, 나, 다, 라, 마' 등을 발음 할 수 있고, 양손의 쥐는 힘에 차이가 없으면 뇌경색은 일어나지 않는다. 또 하나 신경을 써야 할 것이 뇌색전이다.

심방은 진동만 할 뿐 수축과 확장의 움직임이 없기 때문에 혈전이 생기기 쉽다. 그 때문에 정상 심박 리듬으로 돌아왔을 때 문제가 된다. 심방이 움직이기 시작하면 혈전이 벽에서 떨어지기 쉽게 되기 때문이다.

혈전이 대동맥을 지나가는 뇌의 동맥에서 막히는 것이 뇌혈전색전으로 심한 경우에는 뇌경색이 된다. 심방세동이 고정되어버리면 뇌색전은 일어나기 어렵다. 뇌색전의 합병률은 심방세동 전체 환자의 5퍼센트 이하이다.

심방세동을 정상 리듬으로 되돌리는 가장 확실한 방법은 전기제세동이다. 하루 정도 입원해서 정맥을 마취하고 직류전극을 가슴 위에 대고 순간적으로 전기를 통한다. 50세 이하를 대상으로 하며 60세가 지나면 내성이 생기는 일이 많아 실시하지 않는다.

전기제세동을 하면 왜 맥박이 정상으로 돌아올까? 이것은 어떤 학생은 오른쪽을 보고 있고 어떤 학생은 왼쪽을 보며 제멋대로 줄을 서 있는데, 선생님이 "우향우" 하고 구령하자 모두 일제히 오른쪽을 향해 정렬하는 것과 같다. 전기를 통하는 것이 선생님 역할을 하는 셈인데 원자 수준에서 이와 같은 일이 일어나기 때문이다.

Point

* **증상** : 맥박이 아주 빠르고 불규칙하며 혈압이 상승.
* **원인** : 나이가 들어 심방벽이 손상되어 심방에서 나온 전기만으로 심장이 움직임.
* **치료법** : 과로에 주의, 전기제세동으로 맥박을 정상으로 돌림.

선천적인 특수 부정맥 : WPW 증후군

본래의 전기통로와는 다른 장소에 특별 전도로가 있는 사람이 있다. 대개 좌심실 벽 안에 있고 길이는 몇 미터밖에 되지 않는다. 이 부차적인 전도로(부전도로)는 태아의 심장에서 사용되다가 생후에 자연히 소멸되는 것이 보통이다. 그런데 어른이 되어서도 없어지지 않고 남아 있으면 WPW 증후군이 되어 심전도에 특수 파형이 나타난다.

동결절에서 나온 전기가 부전도로를 그대로 통과한다면 아무런 문제가 없다. 맥박수가 정상이므로 치료할 필요가 없는 것이다.

그런데 전기가 부전도로 안을 빙글빙글 도는 일이 있다. 이렇게 되면 심한 빈박발작이 일어나고 특히 심방세동을 동반하면 발작이 한층 심해져서 지속시간이 길고 약을 먹어도 효과가 없다. 발작할 때마다 병원으로 달려가 국소마취제인 키시로카인이나 생체 에너지인 ATP제를 정맥에 주사해야 겨우 안정된다. 이것이 반복되면 환자는 심신이 모두 지쳐버린다.

근본적으로 치료하기 위해서는 부전도로 제거 수술을 하는 것이 좋다. 카테터를 이용해 고주파를 조사하여 파괴하는 방법이 있는데 효과가 없으면 도려내야 한다. 그것도 효과가 없으면 인공심폐장치를 사용해 동결응고하는 방법을 쓴다. 이런 다양한 방법이 있으며, 완전치유율이 90~95 퍼센트 정도이다.

➕ Point

* **증상** : 심한 빈박발작.
* **원인** : 부전도로가 소멸되지 않고 남아 있음.
* **치료법** : 키시로카인이나 ATP 주사, 부전도로 제거 수술.

●증세로 보는 병과 치료법●

복통

한밤중에 배가 아프면 저녁을 잘못 먹은 것이 아닌가 생각하기도 하고 위장이 나빠진 것은 아닐까 불안해 하기도 한다. 특히 어린이의 경우에는 어떻게 해야 좋을지 몰라 당황하게 된다. 구급상자를 찾아보아도 나오는 건 감기약 뿐이다. 이럴 때를 대비해 준비해놓은 위장약 하나 없어 발을 동동 구른 적은 없는가? 할 수 없이 진통해열제를 한 알 먹고 잠을 청했다. 그런데 통증이 가벼워지기는커녕 점점 더 심해진다. 위궤양이 있는 경우에는 비스테로이드계 진통제를 사용하면 안 된다.

위장병은 그냥 내버려두어도 자연히 낫는 가벼운 것에서부터 생명을 빼앗는 무거운 것까지 여러 가지가 있다. 응급 수술로 겨우 목숨을 건졌다는 사람도 있다. 여기서는 복통이 일어나는 메커니즘을 토대로 대표적인 위장병에 대해 알아보고, 어떻게 대처하면 좋은지 설명한다. 가정에 늘 준비해두어야 할 응급 위장약에 대해서도 언급해 두었으므로 참고하기 바란다.

복통의 세 가지 유형

복통의 원인으로는 크게 염증, 이물질, 평활근의 연축, 세 가지가 있다.

첫째, 염증을 일으키는 원인은 위염, 위궤양, 담낭염, 췌장염, 장폐색, 대장염, 복막염 등 여러 가지인데, 찌르는 듯한 통증이 계속되는 것이 특징이다. 아픈 곳을 손으로 누르면 아프고, 손을 뗄 때에도 통증이 있는데 몸을 움직이면 통증이 더 심해진다.

이러한 통증은 내장의 염증에 복막의 자극증세가 더해졌기 때문에 생긴다. 복막은 복부의 장기를 싸는 가벼운 옷 같은 것으로 혈관과 신경이 많이 모여 있다. 외부의 충격에서부터 내장을 지키는 쿠션 역할을 하며 내장의 이변을 감지해 벨을 울리는 일도 담당하고 있다. 이 벨소리가 복막의 자각증상이다. 복막에 염증이 파급되면 병의 상태가 더욱 악화되므로 그렇게 되기 전에 치료하는 것이 중요하다.

둘째, 대표적인 이물질은 담석과 신장결석이다. 담관이나 요관에 작은 고형물이 쌓였을 때 심한 통증이 온다. 통증은 밀려왔다가 빠져나가는 파도처럼 계속 엄습해 오는데, 자세를 바꾸면 통증이 덜하기도 한다.

통증이 심할 때에는 구토, 오한, 얼굴 창백 등의 자율신경 자극증상을 동반한다. 유아가 이물질을 먹었을 경우, 독극물이 아닌 이상 염려할 것은 없다. 담배 꽁초나 작은 못, 압핀 등은 변과 함께 자연히 배설된다. 그러나 만약 이물질이 위장을 손상시키거나 쌓여 장폐색이 되면 개복수술을 해야 한다.

셋째, 평활근은 근육의 일종이다. 연축(순간적인 자극으로 근육이 오그라들었다가 이완되어 다시 본래의 상태로 돌아가는 과정)은 자율신경의 과잉반응이 원인이다. 명치가 때때로 꾹꾹 쑤시듯 아프기도 하고 옆구리에 날카로운 통증이 느껴지지만 내시경으로 조사해도 특별히 나쁜 곳이 나타나지 않는다. 나쁜 곳이 없는데도 배가 아프다. 더구나 복통이 밤에 많이 일어난다. 그 비밀은 바로 평활근에 있다.

근육의 급격한 수축과
이완으로 생기는 통증

평활근은 위장은 물론이고 방광과 요관, 담낭과 담관 그리고 혈관을 포함한 내장의 모든 것을 수축·이완시키는 근육이다. 마치 도미노 현상처럼 수축하는 곳이 차례차례 다음으로 옮겨지고, 그에 따라 먹은 음식이나 소화액, 변 등의 내용물이 밀려나듯이 앞으로 나간다. 평활근은 천천히 줄어들고 천천히 늘어나는 한 통증이 없다. 그러나 갑자기 수축하거나 강하게 당기거나 하면 통증이 생긴다.

장에 가스가 많이 차 평활근을 강하게 잡아당기면 날카로운 아픔을 느낀다. 그런데 손으로 눌러 가스를 흩뜨리면 통증이 가벼워진다. 변비가 있으면 이런 증상을 경험하는 사람이 많은데, 신장결석으로 요관이 아픈 것도 같은 구조의 영향이다. 결석이 요관에 쌓이면 밀려드는 오줌으로 가득 차게 되어 평활근이 긴장한다. 오줌이 틈새를 통과해 조금씩 나오면 압력이 줄어 통증이 가벼워진다. 조금 지나면 다시 오줌이 넘쳐 아픔이 반복된다.

평활근이 연축되면 찌르는 듯한 통증이 온다. 피곤하거나 기분이 불쾌할 때, 또는 장거리달리기를 할 때 명치나 하복부가 아픔을 느끼는 것이 그것이다. 그러한 복통은 밤에 일어나기 쉽다. 왜 그럴까?

소화기관의 평활근을 지휘하는 것은 부교감신경이다. 이 경우에는 특별히 미주신경이라 한다. 미주신경은 주로 야간에 활동한다. 대뇌와 골격

●증세로 보는 병과 치료법●

근이 쉬고 있는 동안에 위장과 간장, 췌장 등의 소화기관을 완전가동시켜 에너지 생산에 힘쓴다. 그러나 미주신경도 때로 실수를 한다. 평활근 일부를 강하게 수축하거나 게으름을 피워 소화기관이 움직이지 않는 경우 등인데, 이때 위가 더부룩하거나 구역질이 나오고 식욕이 없다. 변비와 설사를 하는 경우도 있는데, 이런 자율신경실조증 증상은 나타났다 사라지는가 하면 또 나타나 사람을 괴롭힌다.

착실히 일하라고 말하고 싶지만 자율신경을 지배하는 것은 뇌의 정신활동이다. 분노나 원망, 상한 마음이 자율신경의 균형을 깬다. 자율신경이 확실하게 일을 하게 만들기 위해서는 먼저 마음의 안정을 유지하는 것이 중요하다. 복통 증세를 보이는 대표적인 병 몇 가지를 들어본다. 증상의 특징을 알면 어떤 병인지 대충 짐작할 수 있다.

구토 후에 오른쪽 아랫배가 아프다 : 맹장(급성충수염)

아침에 일어났을 때 명치 부근이 뻐근하다. 구역질이 나지만 열은 없다. 아침을 먹지 않고 출근했는데 오전 중에는 왠지 나른하다. 반나절이 지나고 저녁 무렵 귀가 중에 오른쪽 아랫배가 아프기 시작한다. 아픈 곳을 손바닥으로 누르자 통증이 점점 더 심해진다. 손을 뗀 순간에도 통증이 지나간다. 38도 정도의 열이 나고 이마에 땀이 배어 있다. 이것은 전형적인 급성충수염 증상이다. 구역질이 없고 갑자기 오른쪽 아랫배가 아픈 경우도 있다.

충수는 맹장의 한쪽에 붙어 있는 돌기이다. 소장의 끝이 오른쪽 아래에서 맹장에 연결되는데 맹장의 앞은 대장이다. 충수의 내부에 음식의 일부가 쌓여 부패함으로써 염증을 일으키는 것이 충수염이다. 보통은 장내세균이 깨끗하게 분해하여 청소해주지만 가끔은 염증을 일으키기도 한다. 이것을 일반적으로 맹장이라 한다.

외과병원에 가면 채혈을 해서 혈액 중의 백혈구 수(정상치는 4,000~8,000개)를 검사하는데, 1만 개 이상으로 늘어나 있으면 급성충수염으로 본다. 급성충수염이 진행되면 화농집이 터져 복막염을 일으키는 일도 있다. 증세에 따라 약으로 염증을 억제하기도 하고 응급 수술을 하기도 한다.

●증세로 보는 병과 치료법●

명치 끝이 아프고 공복시 통증이 더 심하다 : 위궤양

아침에 일어났을 때 명치 언저리가 아픈데, 뭔가 먹으면 통증이 덜하다. 이것이 미란성 위염이나 위궤양의 고유 증상이다.

걱정거리가 있으면 위벽의 가는 혈관이 수축한다. 갈 곳을 잃은 혈액이 혈관을 뚫고 밖으로 나와 출혈 반점이 생기는 것이 미란성 위염인데 위점막이 화상을 입은 것처럼 짓물러 있다. 방어기능을 잃은 위점막은 자신이 배출한 위산에 녹아 위궤양이 된다.

궤양은 아니지만 위점막 전체가 약해져 위산을 배출하는 힘이 약해지는 것이 위축성 위염이다. 위점막을 약하게 만드는 가장 큰 원인은 스트레스이다. 또한 지나친 염분 섭취, 흡연으로 생기는 활성산소, 진통제의 남용 등도 원인이 될 수 있다.

많은 사람의 위 속에는 헬리코박터파이로리균이라는 세균이 있다. 대략 70~80퍼센트가 이 세균을 가지고 있다고 한다. 위점막이 약해지면 그때까지 가만히 있던 헬리코박터파이로리균이 흉포한 균으로 변신한다. 이것이 저항력을 잃은 위점막 세포를 계속해서 파괴해 위궤양, 더 나아가 위암도 발생시킨다. 40세 이상에서 10명 중 7명이 헬리코박터파이로리균 양성이며, 조기 위암 환자의 95퍼센트가 양성이다. 더구나 헬리코박터파이로리균 양성자의 위암 발생률이 매년 증가하고 있다.

위궤양은 배꼽 바로 위, 십이지장 궤양은 배꼽 왼쪽을 손으로 누르면 찌르는 것처럼 아프다. 손을 뗄 때에도 통증이 있으면 그것은 복막자극증상이다. 이 경우에는 위에 구멍이 뚫리는 위장 천공이 의심스러운데, 급히 수술해야 한다.

　소화성 궤양이라고 불리는 보통의 위궤양은 위산억제약이 잘 듣는다. 그러나 다 나았다고 생각하고 복용을 중단하면 10명 중 8명에게서 다시 재발한다. 그런데 제균요법을 쓰면 약을 중지해도 연간 재발률이 5퍼센트로 내려간다.

➕ Point

* **증상** : 명치 언저리가 아프고 공복시 통증이 심함.
* **원인** : 방어력을 잃은 위점막이 위산에 녹은 것.
* **치료법** : 위산억제약.

> 알아두면
> 좋아요

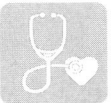 건강검진에서 헬리코박터파이로리균 감염이라고 하는데…

위 속에 있는 헬리코박터파이로리균이 암을 유발한다고 해서 화제가 된 적이 있다. 건강검진에서 헬리코박터파이로리균 감염 양성이라는 진단을 받고 제균요법이 필요한지 알아보기 위해 병원을 찾는 사람들이 많다.

성인의 80퍼센트가 헬리코박터파이로리균을 보유하고 있다는 통계도 있다. 헬리코박터파이로리균의 보균자가 모두 암에 걸리는 것은 아니다. 바이러스라면 몰라도 세균이 암의 원인이 된다고 보는 의사는 거의 없다. 물론 앞으로 연구가 진행되어 헬리코박터파이로리균의 독소가 암 억제유전자를 방해한다는 새로운 사실이 확인될 수도 있다. 그러니까 다음과 같이 생각하면 어떨까?

건강한 위점막은 난공불락의 성벽이다. 그러나 성벽의 일부가 무너지기 시작하면 헬리코박터파이로리균 군단은 그 부분을 철저하게 공격한다. 그리하여 궤양, 유전자 수복장애, 암 발생으로 진행되는 것이다.

여기서 중요한 것은 위장을 튼튼하게 유지하는 일상의 생활습관이다. 방어만 잘하면 헬리코박터파이로리균에 공격당할 염려가 없다. 위궤양이 몇 번 재발하거나 약이 듣지 않는 위축성 위염의 경우, 가족 중에 위궤양으로 사망한 사람이 있다면 제균요법을 쓰는 것이 좋다. 제균요법은 강력한 위산분비억제작용을 하는 오메프란 정과 항생물질 두 가지를 합한 세 알을 7일 동안 복용하는데 현재까지 부작용에 대한 보고는 없다.

오줌에 피가 섞여 나오고 통증이 있다 : 신장·요관 결석

왼쪽이나 오른쪽 하복부가 심하게 아파서 옆으로 눕거나 몸을 일으키거나 움직이면 통증이 조금 가벼워지는데 잠시 지나면 다시 시작된다. 그리고 붉은 오줌이 나온다. 아픔을 동반하는 혈뇨는 신장결석이 원인이고, 무통성 혈뇨는 스트레스가 원인이다.

방광암이나 전립선의 염증 또는 암에 걸려도 혈뇨가 나오지만 대부분 현미경으로 보아야 알 수 있는 작은 출혈이다. 10대에서 30대 여성이 옆구리에서 하복부에 걸쳐 통증이 심하고 혈압이 내려가 있다면 자궁외임신일 가능성이 있다. 먼저 통증에 대해 처방하고 안정을 취한 다음 원인을 알아보아야 한다.

신장결석은 오줌 내의 인산암모늄이나 시스친, 요산 등의 노폐물에 칼슘이 섞여 만들어진다. 복통과 혈뇨가 있으면 부스코판을 한 알 복용해보자. 요관이 풀어져 통증이 덜할 것이다. 그리고 세 컵 정도의 물을 계속해서 마셔 배뇨를 촉진한다. 지름이 5mm 이하인 작은 돌은 자연배출을 기대할 수 있다.

좀처럼 배출되지 않는 큰 돌은 몸 밖에서 충격파를 주어 부수는 방법을 이용한다. 이렇게 해도 효과가 없으면 내시경을 사용해 직접 돌을 부순다. 마지막 수단은 개복수술이다.

> 알아두면 좋아요

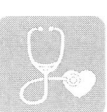 오줌에서 잠혈반응이 나왔을 때는?

아무런 자각증상이 없는데도 검진에서 오줌의 잠혈반응(소변에 혈액이 섞여 있는지 조사하는 방법)이 양성으로 나왔다. 이런 경우 심각한 병에 걸렸다고 어깨를 늘어뜨릴 필요는 없다.

보통 건강검진에서 잠혈반응을 조사할 때 잠혈시험지를 사용하는데, 손쉽게 할 수 있어 편리하기는 하지만 얼마 안 되는 적혈구의 성분에도 민감하게 반응하기 때문에 출혈이 없는데도 양성으로 나오기도 한다. 이때에는 출혈을 확인하기 위해 오줌의 침전물(원심분리한 오줌 성분)을 현미경으로 보아 적혈구 수를 체크한다.

정상은 0 또는 몇 개 이내이다. 많이 나오면 출혈이 있는 것이다. 동시에 백혈구와 점막세포가 다수 나오면 방광염이 의심스럽고, 단백질이 나온다면 신장염이 의심스럽다.

이전에 요관결석이나 방광염, 요도염에 걸린 적이 있는 경우, 나은 자국에서 출혈이 약간 있는 사람도 있는데 굳이 치료할 필요는 없다.

저녁을 먹은 후 상복부 오른쪽이 심하게 아프다 : 담석증

저녁을 먹고 잠자리에 든 지 두 시간, 갑자기 상복부 조금 오른쪽에 심한 통증이 일어난다. 등이나 허리 아래쪽이 쿡쿡 쑤시는 일도 있다. 가슴이 막히고 기분이 좋지 않다. 구토를 하고 뱃속의 압력(腹壓)이 내려가면 조금 편해진다. 길어도 두 시간 정도 지나면 통증이 사라지지만 잠시 지나면 또다시 시작된다.

기름기가 많은 식사를 하면 간장에서 담즙이 분비된다. 담즙에는 담즙산과 그 원료인 콜레스테롤 외에도 담즙색소, 인산칼슘 등이 녹아 있다. 담즙 중에 녹아 있는 콜레스테롤의 농도가 일정 수준 이상 높아지면 그 중 일부가 돌처럼 굳어진다.

현대인은 동물성 지방을 많이 섭취하는데, 그 때문에 콜레스테롤 담석이 증가하고 있다. 콜레스테롤 담석이 담석 전체의 80퍼센트 정도를 차지한다. 나머지는 담즙색소가 굳은 빌리루빈 담석이다. 빌리루빈은 적혈구의 헤모글로빈이 간장에서 분해·처리된 것인데, 간장에 많이 쌓이면 눈이나 피부가 노랗게 된다.

담즙은 간장을 나와 담낭에 일시 축적된 후 필요에 따라 담관을 통해 십이지장으로 들어간다. 그리고 소장과 대장을 돌아 변이 되어 체외로 나온다. 담관 출구의 십이지장 측에 특별히 강한 평활근이 있는데, 출구를 열거나 닫아 담즙의 통과량을 조절한다.

지름 3mm 이하의 작은 담석은 가는 담관 속을 술술 지나가지만 그보다 큰 담석은 곧잘 쌓인다. 특히 피로와 걱정거리가 있어 입구가 조금이

●증세로 보는 병과 치료법●

　라도 막히면 담관 내에 갇히게 된다. 이렇게 되면 밀려드는 담즙으로 담관에 심한 통증이 온다. 이것이 담석발작이다.

　왠지 피곤하다고 느낄 때는 기름기가 적은 담백한 음식을 먹고 일찍 자는 것이 담석을 잠재우는 요령이다. 검진에서 발견되는 담석 중 70퍼센트는 증상이 없다. 20개 정도의 담석이 담낭벽에 붙어 있었는데도 오랜 기간 아무런 증상이 없는 사람도 있다. 그런데 이 중에는 담석의 형태를 한 담낭암도 있을 수 있으므로 소화기 내과 전문의의 진찰을 받을 필요가 있다. 담석에 암 발병작용은 없다.

　생긴 지 얼마 안 되어 석회화되지 않은 담석은 우루사 4~6알을 저녁식사 후 취침 전에 6개월 정도 복용하면 없어진다. 오래된 담석은 체외에서 충격파를 주어 부수는데 석회화되지 않은 콜레스테롤 담석이 가장 효과가 크다. 입원은 길어야 일주일 정도만 하면 되는데 퇴원 후 즉시 일할 수 있고 성공률은 약 90퍼센트이다. 또한 조금이라도 담낭암이 의심되면 복강경을 사용해 담낭절제수술을 한다.

✚ Point

* **증상** : 상복부 오른쪽의 심한 통증, 등이나 허리 아래쪽이 쿡쿡 쑤시고 가슴이 막힘.
* **원인** : 콜레스테롤 일부나 담즙색소가 굳어짐.
* **치료법** : 우루사를 복용하거나 충격파로 부순다. 담백한 음식을 섭취하고 일찍 잠.

알아두면 좋아요

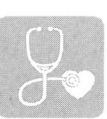 **담낭에 폴립이 있다고 하는데…**

건강검진에서 담낭에 폴립이 있다는 진단이 나왔지만 아무런 자각증상이 없는 경우가 있다.

담낭 폴립은 대부분 복부 초음파검사에서 발견된다. 담낭 벽에 지름 2~3mm의 작은 덩어리가 보이는데 콜레스테롤의 자극을 받아 담낭의 점막세포가 비대해진 것이다. 폴립이 있다고 하면 이것이 악화되어 심각한 병이 되는 것 아니냐며 걱정하는 사람도 있으나, 담낭에 있는 폴립은 위나 대장의 폴립과는 달리 암으로 발전하는 일이 없다. 그리고 자연스럽게 떨어져 없어지는 일도 있다.

콜레스테롤 수치를 체크하고, 식생활이나 운동 등 기본적인 생활습관을 점검해야 한다.

●증세로 보는 병과 치료법●

배가 당기고 윗부분이 아프다 : 급성췌장염

배꼽을 중심으로 그보다 위쪽에 통증이 심하다. 배가 판자처럼 당기므로 곁에서 만져도 딱딱하다. 손으로 누르면 통증이 더욱 심해진다. 이런 복막자극증상은 췌장염의 특징이다. 그러나 만성화되었거나 고령자에게서는 통증이 눈에 띄지 않는다. 췌장염은 술을 자주 마시거나 살이 찌기 시작하는 중년남자에게 많이 발생한다.

췌장은 바나나 크기 정도의 소화액 생산공장으로 위의 바로 뒤에 있다. 췌액이라는 소화액을 만들어 십이지장으로 보내는데, 췌액은 지방이나 단백질을 분해하는 소화효소와 위산을 중화하는 알칼리성 중조수로 되어 있다. 췌장의 표면에는 인슐린 제조공장인 랑게르한스섬이 다수 자리를 차지하고 있다. 인슐린의 역할이 나빠지면 당뇨병이 된다.

무슨 이유에서인지 췌액을 십이지장으로 넘기는 입구와 담관의 출구는 이웃해 있다. 그 때문에 담관의 출구가 담석 등으로 막히면 췌액의 출구까지 함께 찌그러진다. 갈 곳을 잃은 췌액은 통로를 부수고 췌장 내막으로 새어나온다. 그리고 자신을 만든 췌장세포를 녹인다. 이것이 췌장염이다.

췌장염은 자신이 만든 소화액이 자신을 파괴시키는 잔혹한 염증으로 혈액 속에 췌장효소인 아밀라아제가 1,000 전후까지 상승하는데 정상수치는 200 이하이다. 초음파검사를 해보면 췌장 주위에 물이 괸 곳이 만들어져 있다. 이때 먼저 단식해서 위장을 비우면 담즙이나 위산, 췌액의 생산을 중지시킬 수 있다. 그러고 나서 하루에 2~3L의 수액을 공급한다. 전신을 도는 췌장효소 때문에 세포와 혈관 내에서 수분을 많이 잃게 되므로 탈수에 따른 신장 장해를 막기 위한 것이다. 동시에 췌장효소의 역할을 억제하는 약과 췌장의 세포가 괴사한 부분에 대한 감염을 막기 위해 항생제를 투여한다.

✚ Point

* **증상** : 배꼽 위쪽으로 통증이 심하고 만지면 딱딱함.
* **원인** : 췌액이 췌장 내막으로 새어나와 췌장세포를 녹임.
* **치료법** : 단식으로 위장을 비운 후 수액 공급, 췌장효소 억제제와 항생제 투여.

● 증세로 보는 병과 치료법 ●

위 절제수술 후 배가 아프고 설사를 한다 : 댐핑 증후군

    위를 절제하면 일시적으로 불쾌한 소화기증세가 생긴다. 먹은 음식이 식도에서 갑자기 소장으로 추락하기 때문이다. 식후에 메스꺼운 증세를 보이기도 하고 배가 콕콕 쑤시거나 지방 덩어리가 뜬 설사 또는 구토를 하기도 한다. 여기에 소화불량과 철분 흡수장애에서 오는 빈혈이 더해져 무력감, 두통, 현기증, 발한 등의 이상이 생기고 체중도 감소한다. 수술 전과 마찬가지거나 그보다 심한 상태가 계속되면 수술이 과연 잘 된 것일까 하는 회의적인 생각까지 들게 된다.

    그러나 염려할 것 없다. 이것을 당연한 증상이라고 생각하면 된다. 수술 후 3개월이 지나면 몸이 무위(無胃)상태에 익숙해져 소화력이 회복된다. 얼굴색도 점점 좋아지고 식욕도 생기며 변통도 좋아진다. 이와 같이 회복될 때까지는 한 번에 먹는 양을 줄여 하루 5~6번으로 횟수를 늘리고 소화가 잘 되는 음식을 중심으로 수분과 지방은 적게 먹는다. 식후 1시간은 상반신을 일으켜 소화액의 역류를 막는다.

✚ Point

* **증상** : 식후 구토나 설사, 복통이 찾아옴, 무력감, 두통, 현기증, 발한 증세.
* **원인** : 위 절제에서 오는 소화기증세.
* **치료법** : 조금씩 자주 먹고 수분과 지방 섭취를 줄인다. 식후 1시간은 일어나 있을 것.

왠지 모르게 배가 묵직하다 : 과민성 대장증후군

출근길 전철 안에서 또는 회의 중에 갑자기 배가 아프기 시작한다. 화장실이 급해 참을 수 없어 가까운 화장실로 뛰어들어가자 물 같은 설사가 나온다. 그리고 거짓말처럼 복통이 없어진다. 그러나 잠시 지나면 또 화장실에 가고 싶어진다. 설사와 변비가 교대로 찾아오기도 한다. 검사해보아도 어디 나쁜 곳은 없다. 휴일에 골프를 치거나 하이킹을 할 때에는 일어나지 않는다. 그러니 가족이 이상하다고 생각할 수밖에 없다. 이것은 자율신경의 이상으로 일어나는 심신증의 일종이지 결코 꾀병이 아니다. 이러한 심신증에는 설사약이나 안정제보다는 한약인 계지가작약탕(계수나무의 잔가지, 작약, 대추, 생강으로 이루어진 한약)이 잘 듣는다.

➕ Point
* **증상** : 복통, 설사와 변비가 교대로 찾아옴.
* **원인** : 자율신경 이상으로 생기는 심신증의 일종.
* **치료법** : 계지가작약탕이 효과적.

●증세로 보는 병과 치료법●

표 8. 집에 항상 갖춰두어야 할 응급 위장약과 대처법

증상	적용 위장약
유아의 복통	**소아용 안히바좌약** 주의할 점→ 유아가 배가 아프다고 하면 배 전체를 만져본다. 푹신푹신하고 부드러울 경우에는 걱정하지 않아도 된다. 소화불량이나 감기 바이러스이기 때문이다. 조금만 먹게 해서 배를 쉬게 하고 끓인 물을 먹여 수분을 공급한다. 체온이 38도를 넘고 복통이 심하면 안히바좌약을 쓴다. 배를 눌러 많이 아파할 때에는 배에 귀를 대고 소리를 들어본다. 천천히 꾸루룩 하고 울리는 경우에는 정상이다. 우르르 우르르 하는 금속음이 나거나 반대로 소리가 나지 않으면 장폐색이 의심된다. 혈색이 좋지 않고 축 처져 있을 때에는 빨리 병원에 데리고 가는 것이 좋다.
배꼽 주위가 찌르는 듯이 아플 때	**가스타민, 가스트로카인, 볼타렌좌약** 주의할 점→ 먼저 위산억제제인 가스타민을 한 알 복용하고 상태를 본다. 20분이 지나도 통증이 가시지 않을 때에는 점막마취제인 가스트로카인을 추가한다. 그래도 듣지 않을 때에는 좌약을 쓴다
한쪽 배, 아랫배 또는 배 주위의 심한 통증	**부스코판** 주의할 점→ 평활근 이완제인 부스코판이 잘 듣는다. 단, 이 약을 상용할 때에는 의사에게 상담하고 나서 복용하는 것이 좋다. 안압이 높은 녹내장이나 전립선비대증, 심한 심장병을 악화시킬 수 있기 때문이다.
가슴 전체가 답답하다. 또는 윗배의 불쾌감, 구토	**반하사심탕** 주의할 점→ 신경성위염에 잘 듣는다. 한방약이 싫은 사람은 나우제린좌약을 쓴다.
설사 또는 이틀 숙취	**오령산** 주의할 점→ 위장점막 부종을 제거하는 작용이 있다.

* 복통은 밤에 일어나기 쉽다. 당황하지 않게 비상용 약을 준비하자.

기침·가래

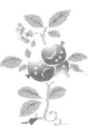 갑자기 호흡곤란을 일으키면 본인은 물론이고 주위에 있는 사람도 당황하게 된다. 그렇더라도 냉정하게 관찰하면 즉시 병원에 가야 하는지 아니면 잠시 안정을 취한 다음 상황을 지켜보는 것이 좋은지 알 수 있다.

첫째 체크 포인트는 입술색이다. 입술이 흙빛이거나 자주색일 때에는 심폐기능이 악화되었음을 의미한다. 그리고 어깨로 숨을 쉬거나 호흡하면서 콧방울이 움직일 때에는 여유가 없는데, 호흡곤란과 함께 의식을 잃고 쓰러진다. 겉보기에 중증으로 보여도 얼굴색이 그다지 나쁘지 않다면 심신증 정도일 것이다.

둘째 체크 포인트는 가래이다. 맑고 투명한 가래, 흰색의 굳은 가래, 누런색 가래, 피가 섞인 가래, 붉은색 거품이 있는 가래 등 가래는 병에 따라 특징이 있다.

셋째 체크 포인트는 열이 있는가 없는가이다. 고열이 있고 심한 가래가 심하며 호흡이 곤란하면 폐렴이 의심스럽다. 이럴 때는 엑스레이 촬영을 할 필요가 있다.

열은 보통이지만 숨소리가 들릴 정도로 거칠거나 기침을 하면 가슴이 아픈 증상도 있는데 이들에 대한 대처방법에 대해 알아보자.

●증세로 보는 병과 치료법●

한밤중에 갑자기 호흡이 가빠진다 : 천식발작

한밤중부터 이른 아침까지 갑자기 호흡이 가빠진다. 이불 위에 앉아 어깨로 큰 숨을 쉬며 참는 수밖에 없다.

기관지에는 공기압을 감지하는 센서가 여기저기 붙어 있다. 센서에서 올라오는 정보에 근거해 뇌의 호흡중추는 기관지를 벌리거나 호흡의 크기나 횟수를 늘리기도 하고 줄이기도 한다. 운동 중에는 호흡이 크고 빨라지며 동시에 기관지도 넓어진다.

밤에 잠을 자는 동안에는 호흡이 얕고 느리며 기관지도 보통의 크기로 돌아간다. 이 호흡조정 작업이 순조로울 때에는 호흡하는 일도 잊을 정도로 쾌적하고 숨쉬기가 전혀 곤란하지 않다. 그러나 알레르기 반응이 일어나 기관지의 점막세포가 부풀어오르면 공기 통로가 좁아지는데, 공기가 기관지의 좁은 곳을 통과할 때 피리 소리 또는 기관지의 벽이 진동하는 소리를 낸다.

낮에는 기관지가 벌어져 있기 때문에 기관지 점막이 부어올라도 호흡곤란이 눈에 띄지 않는다. 그런데 밤에는 기관지가 수축되어 있기 때문에 점막이 조금이라도 부어 있으면 공기통로가 아주 좁아진다. 초저녁에 술을 너무 많이 마시거나 음식을 너무 많이 먹으면 탁해진 혈액 때문에 기관지가 더욱 부어오른다.

센서는 공기압을 감지하기 때문에 날씨 변화에도 민감하다. 천식발작은 날씨가 꾸물거리는 저기압에서도 일어나고 맑은 가을날의 고기압에서도 일어난다. 또한 햇빛이 강하고 바람이 없는 여름날에도 공기가 흐르지 않고 머물러 있기 때문에 일어나기 쉽다. 호흡곤란 증세가 잠시 계속된 뒤 기침이 심해지는데, 희고 투명한 고형 가래가 튀어나오면 호흡이 편해진다.

천식발작을 막는 방법

기관지의 점막세포에는 섬모라고 불리는 가는 털이 많이 나 있다. 들이마신 공기 속에 미립자나 세균 등의 이물질이 섞여 있으면 섬모는 바람에 일렁이는 갈대와 같이 일제히 흔들려 이들을 밖으로 쓸어낸다.

건강한 세포는 섬모가 활발하고 힘있게 움직인다. 그러나 세포가 손상되어 약해지면 움직임이 둔해진다. 그렇게 되면 이물질이 세포 표면에 달라붙은 채 좀처럼 떨어지지 않고, 염증이 생기거나 이물제거 항체가 만들어져 알레르기 반응이 일어난다.

창문은 아침에 잠깐 열었을 뿐 하루 종일 닫힌 채이고 바닥 청소는 좀처럼 하지 않는다. 이러한 실내는 진드기의 천국이며 쌓인 먼지는 알레르기를 유발하는 절호의 환경을 만든다. 실내에 떠도는 먼지 또한 눈에 보이지 않고 무미무취이기 때문에 매일 아무렇지도 않게 들이마시는데 목이나 기관지의 세포에게는 애물단지다.

표면에 달라붙은 이물질은 림프구가 찾아와 공격하는데, 공격을 받은 세포는 손상을 입고 저항력이 떨어져 감기에 걸리기 쉽다. 그리고 감기에 걸렸을 때 먹는 진통해열제가 천식발작을 유발한다.

매년 약 7,000명이 천식발작으로 생명을 잃는다. 발작을 막기보다는 발작이 나도 가볍게 지나가도록 체질을 개선하는 것이 먼저 해야 할 일이다. 그러기 위해서는 실내를 깨끗이 청소하고 환기를 잘 하며 침구 또한 가끔 햇볕에 말려야 한다. 또한 감기에 걸리지 않도록 잘 씻고 양치질을 잘하는 것도 중요하며 심신의 스트레스나 과로를 피해야 한다. 술과 담배

●증세로 보는 병과 치료법●

는 삼가고 적당한 운동과 균형 잡힌 식사로 활성산소에 대항해야 한다.

발작을 유발하는 원인물질인 알레르겐이 검사에서 확인되면 그 알레르겐을 사용해 항체를 만드는 탈감작요법이 효과가 있다. 다만 이것은 끈기 있게 오래 계속할 필요가 있다. 발작이 일어났을 때에는 기관지를 넓히는 교감신경 자극약과 항알레르기약인 부신피질호르몬을 사용한다. 양쪽 다 부작용이 큰 만큼 의사와 잘 상의해 신중하게 사용해야 한다.

✚ Point

* **증상** : 한밤중부터 아침까지 호흡이 가빠짐.
* **원인** : 알레르기 반응으로 기관지의 점막세포가 부어 공기 통로가 좁아짐.
* **치료법** : 탈감작요법, 교감신경 자극약과 부신피질 호르몬 사용.

발이 부어오르고 숨이 차다 : 울혈성 심부전

감기 증세를 보이며 때때로 기침이 나온다는 45세의 직장 남성이 찾아왔다. 한 달 전부터 피곤하고 동계가 있어 가슴이 막히는 듯한 느낌이 들었다고 했다. 한밤중에 갑자기 답답해져서 침대 위에 앉아 심호흡을 했더니 조금 괜찮은 듯해서 다시 눕자 이번에는 심한 기침과 함께 옅은 분홍색 물 같은 가래가 나왔다고 한다.

갑자기 심장이 나빠지는 것이 급성심부전인데 혈압이 갑자기 내려가 쇼크상태에 빠지므로 치료가 필요하다. 그런데 위의 남성처럼 심장이 천천히 약해지면 혈압은 내려가지 않지만 혈액의 흐름이 막히는 증세가 생긴다. 이것을 울혈성 심부전이라 하는데, 심근이나 심장에 이상이 있을 때 발생한다.

혈액이 막히면 혈관벽에서 새어나오는 수분의 양이 많아진다. 림프액이 고여 얼굴이 부어오르기도 하고 다리가 부어오르기도 한다. 위장에 부기가 생기면 식욕이 떨어지고, 간장이 부어오르면 오른쪽 옆구리에 압박감이 생긴다. 그리고 폐에 물이 차면 기관지를 압박해 호흡곤란을 일으킨다.

이때 상체를 일으키면 수분이 폐 아래쪽으로 이동하므로 위쪽의 폐는 움직이기 쉬워진다. 누워서 호흡하는 것보다 일어나 앉아서 호흡하는 쪽이 편한 것이 심장병의 특징이다.

폐의 혈관에서 스며나온 수분은 가래가 되어 밖으로 배출된다. 새빨간 피가 섞여 나오는 결핵의 객담과는 달리 조금 붉은 기가 있는 옅은 가래이다. 가래에 거품이 섞여 나오기도 한다.

앞의 남성은 집에서 안정을 취하며 디기탈리스 강심제와 이뇨제를 복용한 지 일주일이 지나자 완전히 회복되었다. 두 종류의 약을 동시에 씀으로써 부작용이 줄어든 것이다.

목 안이나 인두 주위에 염증이 있으면 담황색 또는 일부에 피가 섞인 가래가 나온다. 기침과 함께 붉은 피가 나오는 것은 공동空洞이 있는 폐결핵이다. 물 같은 옅은 분홍색 가래는 급성심부전에서 오는 폐수종 때문에 생긴 것이다.

➕ Point

* **증상** : 얼굴이나 다리가 붓고 식욕이 떨어짐. 호흡이 곤란하고 옅은 붉은 기가 있는 가래가 나옴.
* **원인** : 심장이 약해져 혈액의 흐름이 막혀 다른 조직으로 혈액이 모임.
* **치료법** : 체중을 조절하여 심장의 부하를 덜고 금연한다. 이뇨제, 디기탈리스, 항부정맥제 사용.

한쪽 가슴에 둔한 통증과 함께 온 호흡곤란 : 자연기흉

자연기흉은 키가 크고 마른 20, 30대 남성에게 잘 생기는 병인데, 갑자기 가슴에 둔한 통증이 느껴지며 가벼운 기침이 나오고 숨이 가쁘다. 기침을 심하게 하면 통증도 심해진다. 열도 없고 목도 아프지 않다. 그런데 엑스선 검사를 하면 한쪽 폐가 혹처럼 작게 수축되어 나오는데, 공기가 담긴 폐 자루가 터져 공기가 가슴 안으로 샌 것이다. 반대측 폐는 정상으로 부풀어 있기 때문에 별다른 이상이 없다. 외과에 가면 굵은 주사바늘을 꽂아 공기를 빼거나 가는 튜브를 가슴 안에 삽입해 공기를 배출한다. 그 외에 공기가 담긴 주머니가 남아 있으면 절제한다.

✚ Point
* **증상** : 숨이 가쁘다. 가슴에 둔한 통증이 느껴지고 가벼운 기침이 나옴.
* **원인** : 폐가 터져 공기가 가슴 안으로 들어옴.
* **치료법** : 굵은 주사바늘이나 가는 튜브로 공기 배출.

●증세로 보는 병과 치료법●

호흡이 곤란해서 실신한다 : 과환기증후군

닭고기를 싫어하는 여고생이 있었다. 급식으로 나온 닭고기를 참고 먹은 그 학생은 갑자기 호흡곤란을 일으키며 고통스러워했다. 친구가 "왜 그래?"하고 말을 걸자 호흡이 더 거칠어지더니 동계, 현기증, 손발 저림을 호소하다 그 자리에서 의식을 잃고 쓰러졌다. 그리고 경련을 일으키듯 손발을 미세하게 떨었다. 구급차를 타고 병원에 도착하자 담당의사는 환자의 입술색을 보고 안심한 듯 천천히 정신안정제 주사를 놓았다. 증세와 입술을 보고 과환기증후군hyperventilation syndrome이라 진단한 것이다. 곧 의식이 돌아오고 호흡도 안정되었다.

과환기증후군은 심리적인 스트레스가 원인이 되어 일어나는 심신증으로 이미 19세기에 전쟁터의 병사들 사이에서 널리 유행했다고 기록되어 있다. 10대 후반에서 20대까지 정서가 불안정한 여성에게서 많이 나타나는데, 최근 30대 직장인과 중·고등학교 여학생 사이에서 증가 추세를 보이고 있다.

과한기증후군은 체육 수업 중이나 동호회 활동 중에 일어날 수도 있고 대화 중에도 일어날 수 있다. 언제든지 일어날 수 있으나 주위에 사람이 없을 때에는 절대 일어나지 않는다. 치료는 상담이 가장 효과적이다. 왜 일어났는지 본인이 납득하면 두 번 다시 일어나지 않는다. 증세가 다시 나타나면 종이 봉지로 입과 코를 덮듯이 대고 자신이 내보낸 공기를 다시 들이마신다. 봉지 안에 탄산가스가 가득 차 견디기 어렵게 되면 멈춘다. 이 방법은 딸꾹질에도 효과가 있다.

✚ Point
* **증상** : 호흡이 빨라지고 실신.
* **원인** : 심리적인 스트레스.
* **치료법** : 상담이 가장 효과적.

갑작스러운 호흡곤란과 혈압저하 : 이코노미클래스 증후군(폐혈전색전증)

유럽 출장에서 돌아오던 40대 직장인이 공항에 도착하자마자 몸 상태가 좋지 않다며 주저앉았다. 얼굴이 창백하고 입술은 검은 빛을 띠고 있었으며 의식은 있었으나 맥박이 약한 상태였다. 즉시 심폐소생술을 실시해 겨우 목숨을 건졌다.

이코노미클래스증후군은 심부정맥(다리의 근육을 지나는 정맥)내에 생긴 혈전이 떨어져 심장으로 들어가 폐동맥의 굵은 가지에 걸렸을 때 일어나며 증상은 호흡곤란과 급격한 혈압저하이다.

비행기 안은 기압이 평지보다 낮고 산소농도가 희박하며 공기도 건조하므로 8시간 이상 비행할 때는 특히 신경 써야 한다. 장시간 앉은 채 음주까지 하면 탈수증이 일어나기 쉬우므로 가끔씩 앉은 채로 발목을 움직이거나 제자리걸음을 하면 탈수증을 예방할 수 있다. 또한 근육을 움직이면 근육 속을 지나는 심부정맥이 풀리므로 혈류가 정체하지 않으며 부지런히 수분을 보충하는 것도 중요하다.

✚ Point

* **증상** : 갑작스런 호흡곤란, 급격한 혈압저하.
* **원인** : 심부정맥 내의 혈전이 심장으로 들어가 폐동맥에 걸림.
* **치료법** : 심폐소생술, 심부정맥이 풀리도록 근육운동, 수분보충.

> 알아두면
> 좋아요

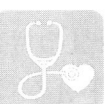 이코노미클래스증후군이 되지 않는 정맥류란?

아이를 낳은 여성은 흔히 허벅지 주위에 정맥류가 생긴다. 그 중에는 낮에 활동하는 동안 다리를 탄성이 있는 스타킹으로 압박하기 때문에 혈전이 심장으로 들어가 이코노미크래스증후군이 되지 않을까 걱정하는 사람도 있는 것 같다. 이코노미클래스증후군을 일으키는 것은 심부정맥의 혈전이다.

심부정맥은 근육 속을 지나는 정맥을 말한다. 근육보다 바깥쪽에 있는 피하에 생기는 정맥류는 혈전이 떨어져 돌아다니는 일은 없다. 하지정맥류는 피하정맥의 마개가 파괴되어 역류한 혈액이 체류해 굳어져 생긴다. 그러나 근육 내에 있는 정맥과는 달리 혈전은 움직이지 않는다.

심부정맥의 혈전은 당분이나 지방이 많은 음식, 운동부족 등 생활습관과 관계가 깊다. 항응고제가 필요한 상태인지 어떤지는 정기적으로 진찰을 받아야 알 수 있다.

헛기침이 계속된다 : 마이코플라스마 폐렴

열이 있고 자극적인 기침이 나오지만 가래는 없다. 판매되는 감기약을 먹어도 좋아지지 않아 병원에 가서 혈액검사를 해봤더니 백혈구 수는 정상이다. 그런데 엑스선 촬영 결과 한쪽 폐의 일부에 날개 털 같기도 하고 반점 같기도 한 것이 발견됐다. 보통의 폐렴이 아닌, 이형폐렴이라는 진단이 나왔고 가래를 배양했더니 세균보다 큰 마이코플라스마가 검출되었다.

이 경우에 페니실린계의 항생물질은 효과가 없고 테트라사이클린계나 에리트로마이신이 효과가 있다. 마이코플라스마 폐렴은 젊은 사람에게 많고 경과는 일반적으로 양호하다.

✚ Point

* **증상** : 열과 자극적인 기침.
* **원인** : 원인균인 마이코플라스마 감염.
* **치료법** : 테트라사이클린계나 에리트로마이신.

●증세로 보는 병과 치료법●

갑작스런 알레르기 반응 : 간질성 폐렴

40대 여성이 39도의 고열이 나고 헛기침이 나와 가까운 병원에서 진찰을 받았다. 항생물질과 해열제를 처방해 3일간 먹게 했으나 열은 내리지 않고 눈이 노랗게 되었다. 숨이 거칠어져(호흡곤란) 급히 병원으로 다시 갔다.

엑스선 촬영 결과 양측의 폐 한 면에 불투명유리 같기도 하고 벌집 같기도 한 형체가 나왔다. 기관지의 세정액 속에서 호산구가 많이 발견되었고 약의 알레르기 반응에 따른 간질성 폐렴이라는 진단이 나왔다. 황달은 알레르기가 간장에 이른 것이라고 생각되는데 감기약 복용을 모두 중단하고 부신피질호르몬제인 스테로이드를 투여했더니 증상이 점점 좋아져 3주 후에는 황달도 사라졌다.

항생물질이나 항암제, 한방약 중에는 알레르기 반응을 일으키는 것이 있다. 사람에 따라 반응도 다양하기 때문에 어떤 약이 특별히 안전하다고 말할 수 없으므로 사용하기 전에 한번 의심해 보아야 한다.

➕ Point

* **증상** : 고열과 헛기침, 호흡곤란.
* **원인** : 외부자극으로 폐포와 폐포 사이의 결합조직(간질) 손상.
* **치료법** : 문제가 된 약 복용 중단, 스테로이드 투여.

두통·현기증·의식장애

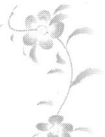

> 갑자기 머리가 깨질 듯이 아프고 메슥거리며 현기증이 났다. 길에서 미끄러져 후두부에 타박상을 입었다. 눈에서 불꽃이 튀어 한순간 정신을 잃었다. 뇌출혈이 일어나지 않았을까? 걱정되는 곳이 머리인 만큼 불안이 앞섰다.
>
> 이때 절대로 당황해서는 안 된다. 자신의 일이든 가족의 일이든 정확한 판단이 가장 중요하다.
>
> 침착하게 증상을 지켜보면 단순한 자율신경증상인지 아니면 무거운 병의 징후인지 대개 짐작할 수 있다. 여기서는 꼭 알아두어야 할 신경증상의 포인트와 대처 방법에 대해 알아보자.

●증세로 보는 병과 치료법●

일어날 때나 피곤한 저녁에 많은 두통 : 편두통

관자놀이가 욱신욱신 아프고 머리 꼭대기가 무엇에 눌린듯 무겁다.

후두부에서 측두부 그리고 눈의 안쪽이 아프지만 혈압은 정상이거나 조금 낮다. 여러 가지 검사를 해보아도 특별히 나쁜 곳은 없다.

아무런 이상이 없는데 왜 머리가 아픈 것일까? 이때 원인은 두 가지다. 하나는 혈관성 두통인 뇌내혈관의 과잉반응이고 또 하나는 머리 주위의 근육이 당겨서 일어나는 근육성 두통이다.

뭔가 골똘히 생각하면 신경세포에 세소혈관이 퍼져 혈액이 밀려든다. 생각을 멈추면 혈관은 수축되어 썰물이 빠지듯이 혈류가 작아진다. 자율신경에 따른 혈관조정작용이 잘 될 때에는 쾌적해서 불쾌한 증상이 없다. 그러나 사람에 따라서는 이러한 혈관반사가 과잉으로 나타나는 경우가 있는데 이것이 혈관성 두통으로 여성에게 많고 유전 요소가 있다. 피곤하거나 걱정거리가 있으면 자율신경이 긴장하기 때문에 편두통이 생기기 쉽다.

뇌의 굵은 혈관이 과잉 수축하면 넓은 범위에 걸쳐 산소가 부족해 괴롭고 아프며, 세소 혈관이 수축하면 머리 한쪽이 아프다. 수축한 곳에서 가까운 혈관 안에 혈액이 지체하는데, 혈관을 무리하게 확장하면 통증이 생기게 된다. 통증은 어느 곳에서 수축하고 팽창하느냐에 따라 다양하게 나타난다. 가는 혈관이 눈의 망막에 지나치게 퍼지면 반짝반짝하는 점과 선이 어지럽게 날아다닌다.

근육성 두통은 피곤한 저녁 무렵이나 아침에 일어날 때 심한 어깨 결림과 함께 후두부에 납이 들어가는 듯한 둔탁한 통증으로 온다. 그리고 귀 바로 위의 측두부 근육이 수축하면 머리 전체가 수축하는 듯한 통증이 있다. 혈관성 두통에는 뇌혈관을 수축시키는 '조믹' 정제가 잘 듣는다. 근육성 두통에는 근육이완제인 '미오날정'과 정신안정제인 '세루신 2mg'을 아플 때 복용한다. 그러나 가장 좋은 편두통 치료는 근육 트레이닝이다.

손발의 근육을 움직임으로써 머리에 집중해 있는 혈액을 목 아래로 내린다. 이렇게 해서 뇌혈관이 조금씩 수축하면 통증을 줄일 수 있다.

실제로 제자리걸음이나 기구를 사용한 복근운동을 매일 30분씩 3개월 동안 계속해서 두통약을 끊은 사람도 있다. 어깨결림은 근육의 질과 관계되므로 운동 효과가 즉시 나타나지는 않지만 그래도 통증이 상당히 가벼워진다.

✚ Point

* **증상** : 관자놀이가 아프고 머리가 무거움. 후두부에서 측두부, 눈의 안쪽이 아픔.
* **원인** : 뇌내혈관의 과잉반응, 머리 주위의 근육이 당김.
* **치료법** : 근육이완제와 정신안정제 복용. 근육 트레이닝으로 혈액을 목 아래로 내림.

●증세로 보는 병과 치료법●

구토, 현기증, 귀울음이 한꺼번에 온다 : 메니에르증후군

　머리를 감다 고개를 드는 순간 주위가 빙글빙글 돌거나 의자에서 일어나려는 순간 몸이 흔들린다. 빈혈이나 저혈압인 사람에게 잘 일어나지만, 혈압이 정상인 사람에게도 일어난다.
　귀 안에는 소리를 전달하는 청각장치와 몸의 평형을 감지하는 장치가 있다. 내이로 가는 혈관이 과잉 수축하면 윙~또는 지~하는 시끄러운 귀울음이 들리기도 하고 잘 들을 수 없게 되기도 한다. 평형감각이 일시적으로 마비되어 현기증이 난다. 내이 가까이 자율신경 중추가 있기 때문에 보통 속이 더부룩하고 식욕이 없는 등 위장증상을 동반한다. 현기증은 증상에 비해 대수롭지 않은 병이다. 실제로 귀나 위장을 검사하면 어디에서도 이상을 발견할 수 없다.
　치료는 현기증이 날 때 '세파돌'을 복용한다. 현기증, 휘청거림, 동계 증상이 있으면 복령, 계피, 백출, 감초로 만든 영계출감탕이 좋다. 현기증 이외에 사물이 둘로 보이거나 보행장애가 있을 때에는 소뇌나 후두부의 혈전증이 의심스러우므로 신경내과에서 검사를 자세히 받아보아야 한다.

✚ Point
* **증상** : 어지러움. 귀에서 윙- 소리가 남. 속이 더부룩하고 식욕이 없음.
* **원인** : 자율신경 이상, 호르몬의 변화, 알레르기, 감염.
* **치료법** : 세파돌, 영계출감탕 복용.

> 알아두면
> 좋아요

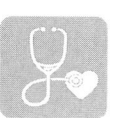 귀울음이 왜 그치지 않는가?

반고리관의 상태가 나쁘면 눈이 빙글빙글 돌면서 현기증이 난다. 귀울음은 혈관의 연축이나 동맥경화 때문에 흐트러진 피의 흐름이 윙~하는 소리를 내는 것이며, 달팽이관이 그것을 뇌에 전달해 일어난다.

●증세로 보는 병과 치료법●

그림 11. 현기증과 귀울음이 생기는 구조

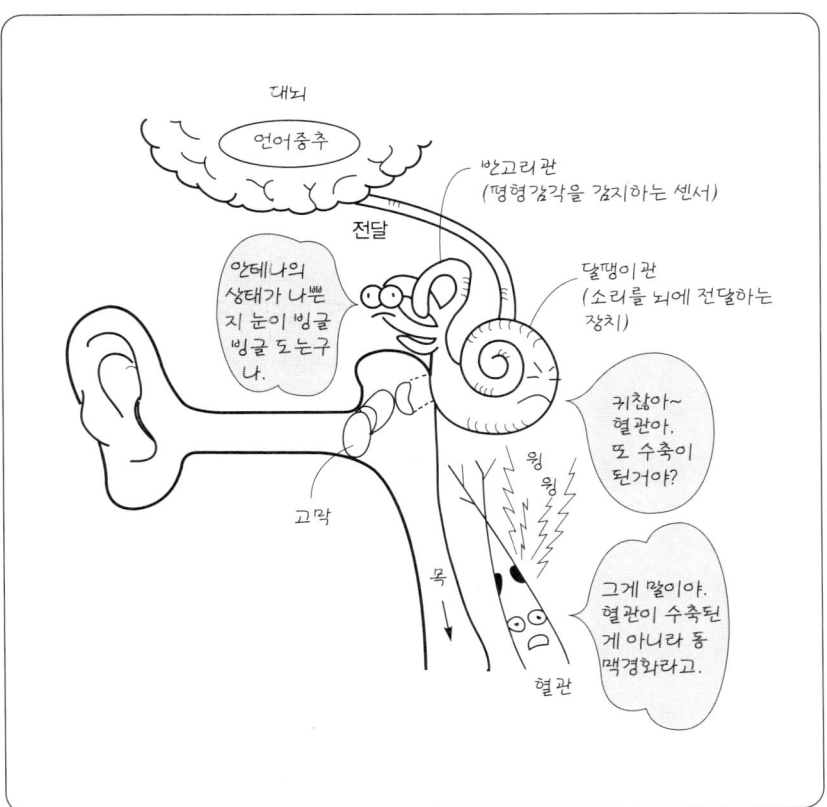

* "10년 전부터 고혈압 약을 먹고 있다. 때때로 왼쪽 귀에 매미 울음소리 같이 지-지- 하는 귀울음이 있다. 이비인후과에서 검사를 받았는데 귀에는 이상이 없다고 한다"라고 호소하는 환자가 있었다.

이 경우에 귀울음의 원인이 동맥경화일 가능성도 있다. 굵은 동맥을 손가락으로 만져보면 동맥경화가 있는지 금방 알 수 있다. 혈관의 벽이 드르르하고 미세하게 진동하는데, 정상인 혈관은 동맥을 만져보는 것만으로는 진동이 느껴지지 않는다. 머리 속에서 귀로 가는 혈관에 동맥경화가 있으면 혈관의 진동음이 내이에 울린다. 동맥경화의 정도에 따라, 그리고 동맥경화의 장소가 내이의 청각장치에서 가까우냐 머냐에 따라, 또는 혈류량의 차이에 따라 윙- 하는 시끄러운 소리에서 지- 하는 저음까지 다양한 소리가 난다. 한번 생긴 동맥경화는 없앨 수 없으므로 귀울음의 특효약 또한 없는 것이 현실이다. 동맥경화를 현재 상태에서 더 악화시키지 않는 것이 최상책이다.

갑자기 일어나는 심한 두통과 의식상실 : 지주막하출혈

아무런 조짐도 없다가 갑자기 머리가 깨지는 듯 아프다. 두통약을 먹어도 전혀 듣지 않는다.

통증은 점점 심해져서 지금까지 경험한 적이 없는 격렬한 두통 또는 부젓가락으로 머리 속을 쑤시는 듯한 아픔으로도 나타난다. 대부분은 그 자리에서 의식을 잃고 쓰러지는데, 원인은 뇌동맥류의 파열이다.

대뇌의 안쪽에는 목의 양측에서 올라온 몇 개의 동맥이 합류하는 인터체인지가 있다. 엄지손가락과 집게손가락을 오므려 만드는 원 크기 정도인데, 그곳에서 다시 혈관이 나누어져 대뇌의 내부로 들어간다. 이러한 기묘한 구조는, 목의 한쪽 혈관이 막히더라도 인터체인지를 통해 우뇌와 좌뇌의 어느 쪽으로도 혈액이 갈 수 있도록 만든 신의 배려이다. 실로 오묘하게 디자인되어 있다.

반면에 곤란한 일도 일어난다. 링 안에서 압력이 높은 동맥혈이 좌우에서 달려와 정면충돌하면 그때마다 큰 소용돌이가 발생해 혈관내벽이 손상을 입는다. 손상을 입어 약해진 혈관 벽이 부어올라 콩알만한 크기의 동맥류가 되는데 혈압 변화가 심한 사람이나 혈관 구조가 태어날 때부터 약한 사람에게 많이 발생한다.

동맥류에 바늘로 찌른 정도의 작은 구멍이 생기면 출혈하는데, 혈관벽의 압력을 감지하는 센서가 이것을 감지해 혈관조절중추에 전달한다. 그러면 가까운 혈관에 즉각 연축반응이 일어나 혈관이 수축된다. 이것이 생체의 자기방어반응이다. 혈류는 거의 정지하고 뇌빈혈로 실신하게 된다.

혈관 밖으로 나온 혈액은 즉시 굳어 지주막을 압박한다.

지주막은 뇌 조직을 감싸는 투명하고 부드러운 막으로 표면에 많은 혈관과 신경이 지나기 때문에 거미집처럼 보인다. 핏덩어리가 지주막을 압박하면 심한 통증이 생긴다. 지주막하출혈 특유의 심한 두통은 혈관의 연축에 따른 혈관통과 지주막의 자극통이 합쳐진 것이다.

시간이 지남에 따라 핏덩어리가 커지고 통증이 심해진다.

파손부위가 작으면 핏덩어리가 구멍을 막아 자연스럽게 피는 멈춘다. 혈관연축은 없어지고 혈류도 정상으로 돌아오며 의식도 회복된다. 작은 혈종이라면 며칠에서 2, 3주일 지나면 흡수된다. 뇌신경의 마비증상은 거의 없고, 있어도 가볍다. 이러한 일련의 사건을 경고 누출이라 하는데, 지주막하출혈의 전조이다.

다행히 출혈은 멈췄어도 아직 딱지로 약하게 덮여 있을 뿐이다. 처음 출혈이 있은 후 24시간 이내가 재출혈 위험이 가장 높을 때이다. 혈압이 오르지 않도록 주의해야 한다는 경고의 의미가 담겨 있는 것이다. 이 시기를 무사히 넘기면 딱지도 두꺼워지고 3주일이 지나면 반흔으로 변한다. 여기까지 오면 상처는 완치되고 이제는 쉽게 손상받지 않기 때문에 괜찮다.

지주막하출혈은 수술 시기를 놓치지만 않는다면 생명을 건질 수 있으며, 훈련에 따라서는 사회복귀도 가능하다.

어린이에게 많이 발생하는
일과성 발작

주로 5세 전후의 어린이에게 많이 발생하는 일과성 뇌허혈 발작이 있다. 갑자기 머리가 아프다고 울기 시작해서 입을 오므리고 후후 하고 피리 부는 것처럼 가는 숨을 쉰다. 손에 든 물건을 떨어뜨리고 경련을 일으키며 의식을 잃는다. 이러한 뇌허혈 증상이 몇십 초 계속되다가 깨끗이 사라진다.

목의 양쪽에서 올라온 좌우의 동맥은 뇌저부에서 합류해 혈관고리를 만든다. 어른의 경우에 이 장소에서 동맥류가 생겨 파열한 것이 지주막하 출혈이다. 이 혈관고리가 발달하지 않은 상태로 태어나는 경우, 유아기까지 링 주위에 새 혈관이 많이 생기는데 이것은 허혈 부위를 보충하려는 생체반응이다. 새로운 혈관은 매우 가늘어 전체적으로 보면 솜사탕처럼 밀집해 보이고, 혈관조영을 해보면 텁수룩한 상태로 찍힌다.

✚ Point
* **증상** : 격렬한 두통, 의식상실.
* **원인** : 뇌동맥류의 파열.
* **치료법** : 응급 수술.

●증세로 보는 병과 치료법●

졸리고, 손발을 버둥거리는 것은 위험신호 : 두부 타박상

"아이가 철봉에서 놀다가 떨어져 머리를 다쳤습니다. 지금 병원에 막 도착했습니다. 즉시 와 주십시오." 학교 선생님의 연락을 받고 급히 달려가보니 담당의사가 "가벼운 뇌진탕입니다. 옆머리에 상처가 나 다섯 바늘을 꿰맸습니다. 골절은 없습니다. 집에 돌아가 하룻밤 안정을 취하게 하고 상태를 지켜보십시오. 이상이 있으면 즉시 연락해주셔야 합니다"라고 말한다.

이러한 경우에 다행이라고 안심하기 전에 체크해야 할 것이 있다. 이름을 불러 오늘 아침에 뭘 먹었느냐고 물어본다. 눈을 뜨고 확실히 대답한다면 괜찮다. 대답이 틀려도 상관없다.

졸음은 뇌 손상의 징후

피곤하거나 졸린 듯한 경우 또는 손을 뿌리치거나 손발을 버둥거리듯 움직일 때에는 주의해야 한다. 계속 잠만 자거나 소란스러운 것은 뇌 손상의 전형적인 증상 중 하나이다.

너무 놀아 피곤해서 졸린 모양이라든가 기분이 좋지 않은 모양이라고 가볍게 생각하다가는 위험한 징후를 놓칠 수 있다.

이런 경우 뇌 CT 스캔 검사를 반드시 받아야 한다. 특히 귀 바로 위의 옆머리 외상은 신중하게 다뤄야 한다. 왜냐하면 이 부분의 뼈는 얇기도 하지만 바로 안쪽에 굵은 동맥 줄기가 지나고 있기 때문이다. 이 동맥이 찢어지면 경막외혈종이 되어 대뇌를 압박한다. 경막이란 지주막으로 싸인 뇌조직을 바깥에서 정리해 감싸는 두껍고 딱딱한 텐트 같은 막으로 일명 '천막'이라고도 한다. 동맥이 찢어지면 병은 급격히 악화된다. CT 검사에서 핏덩어리가 보이면 즉각 수술해 혈종을 제거해야 한다.

후두부나 이마 주위의 뼈는 두께가 있어 튼튼한데다 굵은 동맥 줄기가 없다. 후두부를 세게 때려 한순간 기절해도 신경마비 증상이 없으면 걱정할 것은 없다. 그러나 예외적으로 가끔 두개 부분의 정맥이 터져 조금씩 출혈하는 일이 있다. 이 경우에는 경막하혈종이 된다. 여기서 '하'는 뇌의 중심을 가리킨다.

사고 직후의 CT 검사에서는 혈종이 아직 작아 발견되지 않는 것이 보통이다. 정맥이 터졌어도 압력이 낮으므로 대개는 자연스럽게 피가 멈춘다. 그러나 피가 잘 멈추지 않는 체질이거나 혈소판의 작용이 약한 사람은 조금씩 출혈한다. 그러다 어느 날 갑자기 두통이 나서 반신이 마비되고 움직이지 못하는 증상이 생긴다. 이러한 경우에는 한 달 이내에 머리를 다친 적이 없는지 생각해봐야 한다. 그러면 문에 머리를 부딪친 적이 있다든가 목욕탕에서 미끄러져 이마에 혹이 생겼다든가 하는 일이 분명 있을 것이다. 이 경우 동맥혈종이 천천히 커질 가능성이 있으므로 신경내과에서 정밀검사를 받아볼 필요가 있다. 단, 손가락 끝이 가끔 저리는 정도라면 혈종은 아니다(그림 12 참조).

Point

* **증상** : 졸음, 손을 뿌리치거나 손발을 버둥거리듯 움직임.
* **원인** : 머리의 동맥이나 정맥이 찢어져 대뇌를 압박하거나 출혈.
* **치료법** : 수술로 즉시 혈종 제거.

그림 12. 네 종류의 뇌출혈

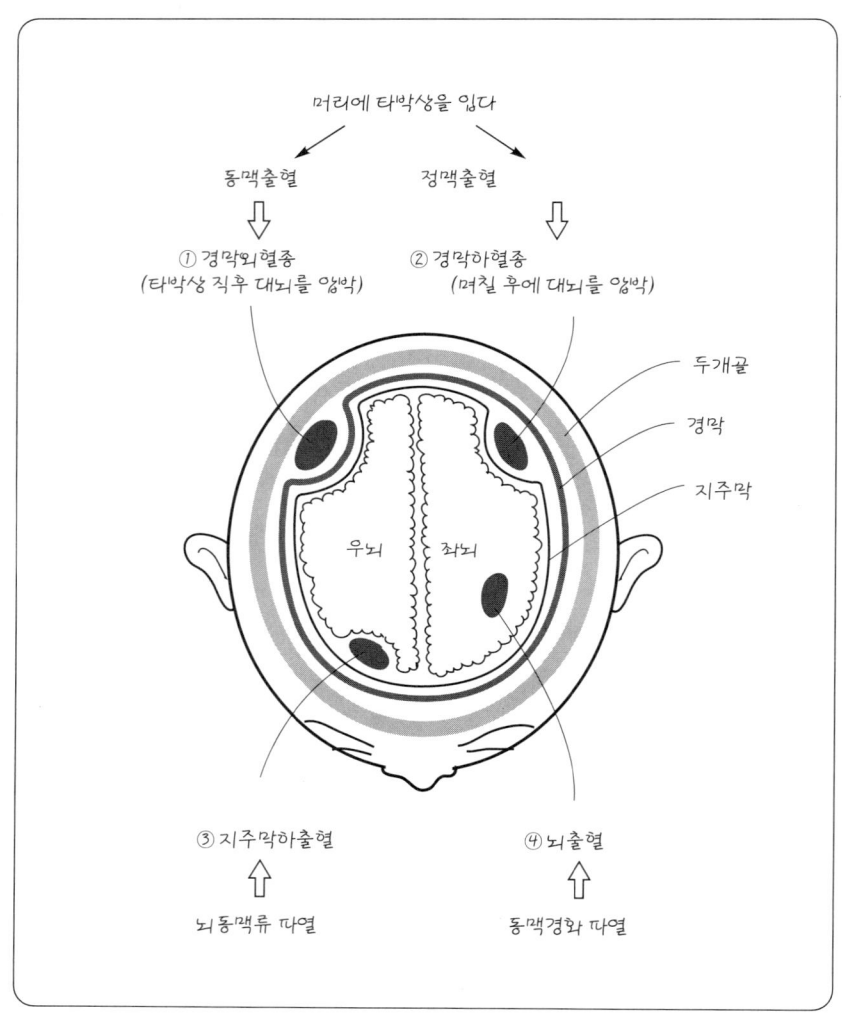

* 어느 부분에서 출혈하거나 혈종이 생겼는지에 따라 증상이 달라진다.

갑자기 반신이 마비된다 : 뇌졸중(뇌혈전·뇌출혈)

피우던 담배를 떨어뜨린다. 입 주위가 저린다. 목소리가 떨리는 듯 나온다. 의식이 멀어지다 쓰러진다. 그러다가 몇 분 지나면 다시 의식이 돌아와 말도 할 수 있게 된다. 손발 저림도 마비도 남아 있지 않다. 이것은 일과성 뇌허혈 발작이다. 의식을 잃는 시간이 2분에서 길어야 15분 정도이다. 처음에는 놀라지만 몇 번 반복되는 사이에 대수롭지 않게 여기는 경우가 많다. 그 사이에 동맥경화는 점점 진행되고 갑자기 뇌졸중이 침투한다. 뇌의 내측 혈관이 혈전으로 막히거나 터져 출혈하면 뇌 조직의 일부가 괴사해 뇌경색이 된다.

처음에는 혈전으로 시작하지만 혈류가 완전히 정지하면 갈 곳을 잃은 혈액이 혈관 밖으로 터져나온다. 혈전증에 출혈이 더해지면 경색이 심해진다. 혈전이 생기지 않고 갑자기 출혈하는 일도 있다. 정상 혈관에서는 이러한 일이 일어나지 않는다. 혈관이 막히거나 터지는 곳은 반드시 동맥경화가 있는 곳이다.

문제는 동맥경화의 정도이다. 작고 가벼운 동맥경화라면 혈전이 생겨도 즉시 가라앉거나 회복되어 일과성 뇌허혈 발작으로 끝난다. 그러나 뇌혈관의 굵은 줄기에 동맥경화가 있으면 혈액의 통로가 바늘구멍 정도로 좁아져 있어 작은 혈전으로도 즉시 막힌다. 그러므로 생명을 잃기 쉽고 살아나더라도 신경마비 증상이 계속 남는다.

우반신 마비와 언어장애

전화통화 중에 갑자기 상대방의 말이 이상해졌다. 말이 잘 들리지 않다가 갑자기 큰 소리를 내더니 아무런 대답이 없다. 문제가 생겼음을 감지한 나는 즉시 119에 전화해 구급차를 보냈다. 덕분에 상대는 늦지 않고 수술을 받게 되어 뇌출혈을 막을 수 있었다. 실제로 내가 경험한 환자의 예이다.

5년이 지난 지금, 우반신의 움직임은 자유로울 정도로 회복되어 일상적인 대화를 나눌 수 있게 되었다. 실어증은 아직 상당히 남아 있어 언어 훈련을 계속하고 있다.

신경이 척추에서 좌우로 교차하기 때문에 왼쪽 뇌에 뇌경색이 생기면 반대측의 우반신이 마비되어, 감각이 없어지고 자유롭게 움직일 수 없게 된다. 양쪽 귀 바로 안쪽의 대뇌피질에 언어중추가 있는데, 왼쪽이 음의 내용을 분석하고 이해한다. 오른쪽은 감성의 뇌로 음의 멜로디를 구분하고 그것이 듣기 좋은 음인지 듣기 싫은 음인지 구별한다. 좌뇌의 언어중추가 장애를 받으면 언어가 즉시 나오지 않는 실어증에 걸린다. 거울을 가리키며 "이게 뭡니까?"라고 물으면 그것이 무엇인지는 알아도 거울이라는 말이 머리에 떠오르지 않는다.

갑자기 기분이 나빠지거나 안절부절못하기도 하고 눈물이 나거나 땀이 나는 등 자율신경 증상도 나타난다.

죽은 뇌세포는 원래 상태로 돌아가지 않는다. 그러나 최근 연구에서 죽은 뇌세포 대신에 다른 뇌세포가 상실한 기능을 대행하게 된다는 새로운 사실이 밝혀졌다. 그러므로 운동 마비는 물론 언어장애도 끈기 있게 자극을 주면 상당히 회복할 수 있다.

　가장 좋지 않은 것은 '말이 통하지 않는다, 기분이 나쁘다' 등의 이유로 사람들이 당사자에게 말을 걸지 않는 것이다. 생각하는 자극이 없어지면 치매가 진행되어 회복은 절망적이 되므로 재활훈련은 끈기 있게 계속하는 것이 중요하다. 우뇌의 경색은 좌반신 저림이나 마비로 나타나고 언어장애는 그다지 눈에 띠지 않는다. 회복이 그만큼 쉽다고 할 수 있다.

✚ Point

* **증상** : 갑작스러운 반신마비, 언어장애, 자율신경 이상.
* **원인** : 동맥경화의 진행으로 뇌 혈전이 막히거나 터져서 출혈.
* **치료법** : 가능한 한 빨리 응급 수술, 재활훈련과 자극.

저림·냉증·신경통

> 손발이 차고 저리다. 머리가 뜨거워지는 듯 싶더니 갑자기 손발이 차가워진다. 발가락 끝이 붉어져 아프기 시작한다. 걸으면 발이 막대기가 된 것처럼 아프다. 중년이 되면 사람들은 대부분 이러한 신경증상을 경험한다.
>
> 단순한 자율신경 증상인지 아니면 뇌경색의 징조인지 신경이 쓰일 것이다. 왜 이런 증상이 생기는지 그리고 어떻게 대처하면 좋은지 알아보자.

●증세로 보는 병과 치료법●

조금만 걸어도 한쪽 다리가 아프다 : 폐색성 동맥경화증

집을 나와 100m 정도 걸었는데 한쪽 다리가 아파 멈춰 서서 잠시 쉬었더니 통증이 사라졌다. 다시 걷기 시작하자 또다시 아프기 시작했다. 이러한 증상을 간헐성 파행이라 한다.

대동맥은 골반 내에 들어가면 두 줄기로 갈라지는데 가는 줄기를 만들면서 본줄기는 좌우의 종아리로 들어간다. 갈라지는 커브 지점에 혈류가 심하게 부딪혀 내막에 상처가 생기는데, 그 상처에 지방이 들어와 동맥경화가 생긴다. 그 끝의 혈관 내벽에 끈적끈적한 피가 달라붙게 된다. 정상적인 혈관내막은 혈전이 생기기 어려운 구조로 되어 있지만 손발의 혈관만은 핏덩어리가 층을 이루기 쉬워 혈전이 녹거나 떨어지지 않고 그 자리에 남게 되면 반흔이 된다.

거무스름하고 끈적끈적한 피가 하얗게 변해 겉으로 보기에는 정상 혈관내막처럼 보이는데, 이것을 위내막이라 한다. 정상적인 혈관내막은 표면이 반질반질하고 부드럽지만 위내막은 울퉁불퉁하고 딱딱하다. 그리고 혈전이 달라붙기 쉽다. 위내막 위에 새 혈전이 생기면 그것이 반흔이 된다. 벽에 시멘트를 덧바르는 것처럼 위내막은 점점 두꺼워지는데 이것이 폐색성 동맥경화이다. 대퇴부에서 발끝까지 혈관 전체가 마치 대나무 가지처럼 딱딱해지고 혈관 내의 통로는 바늘구멍처럼 좁아진다. 이러한 혈관으로는 먼 거리를 걸을 수 없다. 100m는 커녕 50m만 걸어도 한쪽 다리 전체가 아프기 시작한다.

✚ Point

* **증상** : 조금만 걸어도 다리가 아픔.
* **원인** : 당뇨의 합병증으로 고혈압, 고지혈증, 비만, 운동부족이 발병을 촉진.
* **치료법** : 혈관확장제 복용, 위내막 박리 수술, 교감신경 절제.

새로 생긴 혈관이 괴저를 막는다

문제는 혈전이 생기는 속도이다. 혈전이 한꺼번에 많이 생기면 혈관이 완전히 막혀 괴저(인체의 일부 조직이 죽은 상태가 되는 증세) 상태가 된다. 처음에는 발가락 끝에 혈액이 고여 붉지만, 혈류가 끊어지면 하얗게 되었다가 자줏빛으로 변하고 이윽고 검은빛을 띠게 된다. 그러면 피부와 근육이 부패해 떨어진다. 괴저는 발가락 끝에서 발등, 발목으로 이어진다. 방치하면 부패독소가 전신을 돌아 생명이 위험하다. 목숨을 구하기 위해 다리 관절이나 무릎 아래를 절단하는 수술을 해야 한다.

혈전이 몇 주일에 걸쳐 천천히 생기면 생체의 자기방어반응이 기능을 발휘한다. 다리로 가는 정상적인 동맥에서 허혈지역을 향해 바이패스 혈관이 퍼지는 것이다. 바이패스 혈관은 늦어도 3개월이면 완성된다. 바이패스 혈관이 생기면 비록 본줄기가 완전히 막혀도 괴저가 되는 일은 없다. 대퇴의 사타구니나 발목에서 혈관이 접촉되지 않아도 다리의 혈류는 바이패스 혈관으로 어떻게든 유지된다.

폐색성 동맥경화는 당뇨병의 합병증으로 생기는데 고혈압, 고지혈증, 비만, 운동부족이 더해지면 발병이 더욱 빨라진다. 이미 폐색성 동맥경화가 생겼다면 바이패스 혈관의 원인제공 혈관에 죽상동맥경화를 만들지 말아야 하고 바이패스 혈관의 개수도 늘려야 한다. 이를 위해서는 생활습관이 중요하다. 발가락 끝이 충혈되거나 허혈로 창백하거나 냉증이 심한 경우에는 혈관확장제, 그 중에서도 프로스타글란딘제제가 효과가 있다. 심장혈관외과에서 위내막 박리수술을 하는 방법과, 개복해 대동맥 주위의 혈관을 수축시키는 교감신경을 절제하는 방법이 있다.

흡연자에게 많고 발병 후 괴저를 초래한다 :
버거병(폐색성 혈전 혈관염)

30대에서 40대 남자에게 발병하는 폐색성 혈전 혈관염의 대부분이 버거병Buerger's disease인데, 원인은 대부분 흡연이다.

흡연시기가 빠른 사람일수록 버거병에 걸릴 위험이 높은데 특히 10대 후반부터 담배를 피우기 시작하는 사람이 가장 위험하다. 담배의 니코틴보다 더 무서운 활성산소가 다리의 정맥에 염증을 일으킨다. 염증은 동맥에도 파급되는데 이 때문에 혈전이 생긴다. 당뇨병의 폐색성 동맥경화보다 진행속도가 빠르기 때문에 신생 바이패스 혈관이 기능을 발휘하지 못해 발가락 끝에 괴저가 생긴다. 목이 아프거나 기침이 아무리 나와도 담배를 끊지 못하던 사람도 다리가 아프면 뒤늦게 담배를 끊는 경우가 많은데, 완전히 담배를 끊으면 다리의 통증이 가벼워진다. 늦지 않았으면 괴저를 피할 수 있고, 혈관확장제와 항혈전제를 복용하면 치료된다.

✚ Point
* **증상** : 다리의 통증, 발가락 끝의 괴저.
* **원인** : 활성산소가 다리의 정맥에 염증을 일으킴.
* **치료법** : 금연, 혈관확장제와 항혈전제 복용.

손바닥이 붉은 자주색으로 충혈된다 : 레이노병

레이노병Raynaud's disease은 20대에서 30대 여자에게 많은, 손에 걸리는 혈관병이다. 일반적으로 양손의 손가락과 손바닥이 붉게 충혈되고, 찬바람을 쏘이거나 손을 물에 담그면 창백해지면서 아픈데 심하면 일부가 자줏빛이 된다. 대개는 자율신경의 과잉반응으로 혈관염이나 혈전이 아니므로 괴저로까지 발전하지는 않는다. 피부가 굳어지는 강피증이나 전신에 선홍색 작은 반점이 생기는 홍반성낭창(루푸스) 등 자기면역질환이 숨어 있지 않은지 확인해야 한다. 혈관확장제인 베라실정과 비타민 E를 복용하면 증상이 상당히 가벼워진다.

➕ Point
* **증상** : 손가락과 손바닥이 붉은 자주색으로 충혈됨. 찬바람을 쐬면 아픔.
* **원인** : 자율신경의 과잉반응.
* **치료법** : 혈관확장제와 비타민 E 복용.

●증세로 보는 병과 치료법●

왼손의 맥이 짚이지 않는다 : 대동맥염 증후군

레이노병은 양손이 저리고 붉은 자주색으로 변하지만, 대동맥염 증후군은 한쪽 손이 저리거나 차가워진다. 팔의 혈관염이 원인인데, 자기면역의 하나라고 생각하면 된다. 유전적인 원인도 있다.

증상은 감기와 비슷하다. 미열과 정강이 부분 림프선의 부종, 두통, 나른함 등의 증상을 보이며 왼손에 많이 발생한다. 염증을 일으킨 혈관에는 혈전이 생기며, 반흔이 되어 혈류가 차단된다. 이러한 변화는 천천히 진행되기 때문에 주위의 건강한 혈관에서 바이패스 혈관이 펴져 허혈구역을 커버하는데, 이렇게 되면 손 저림이나 냉증도 없어지고 피부색도 좌우가 같아진다. 대동맥염 증후군은 대부분 젊은 여성에게 발병한다. 건강검진이나 임신시의 검진에서 맥이 짚이지 않고 혈압이 측정되지 않아 우연히 발견하는 경우도 있다. 증상이 없으면 치료하지 않아도 된다.

✚ Point

* **증상** : 한쪽 손이 저리고 차가움, 미열, 두통, 나른함..
* **원인** : 팔의 혈관염, 유전.
* **치료법** : 특별한 증상이 없으면 치료 불필요.

한쪽 손끝이 저리다 : 변형성경추증

아침에 일어났을 때 한쪽 목 줄기가 당기고 같은 쪽 손가락이 저려서 뇌혈전이 걱정된다면 저린 쪽 손으로 뭔가 가까이 있는 것을 집어본다. 그리고 '가나다라마' 하고 발음해본다. 둘 다 잘 되면 뇌혈전은 아니다.

나이를 먹으면 뼈가 약해지고 특히 여성의 경우에 50세 가까이 되면 골다공증이 많아진다.

경추가 약해지면 찌부러진 것처럼 변형되는데 경추를 받치는 근육은 언제나 긴장하고 있어 목을 구부리거나 경추가 비뚤어지면 척수신경에 닿아 손가락이 저리다.

변형성경추증은 정형외과에서 경추 엑스선 사진을 찍으면 확인할 수 있다. 치료방법은 굳은 근육이 풀리도록 전류를 통하는 방법과 목의 견인요법이 있는데, 경우에 따라서는 경추 교정수술을 할 수도 있다.

✚ Point
* **증상** : 한쪽 목이 당기고 같은 쪽 손가락이 저림.
* **원인** : 약해진 경추가 변형되어 척수신경에 닿은 것.
* **치료법** : 전류를 통하는 방법, 목의 견인요법, 경추교정수술.

●증세로 보는 병과 치료법●

얼굴 한쪽이 움직이지 않는다 : 안면신경마비

 심신이 지쳐 있을 때 차가운 밤바람을 쏘이면 다음날 아침 얼굴 한쪽이 마비되는 경우가 있다. 입꼬리가 내려가고 침이 흘러나오며 뺨을 부풀릴 수도, 휘파람을 불 수도 없다. 마비된 쪽의 얼굴은 주름도 잡히지 않고 눈을 감을 수도 없어 토끼눈이 된다. 혀의 감각도 이상하다.
 이것은 스트레스로 약해져 있는 데다 찬 공기가 타격을 가해 한쪽 안면신경에 부종이 발생한 것이다. 안면마비 증상이 나타나면 얼굴을 따뜻하게 해야 하며 나을 때까지 술을 마셔서는 안 된다. 스테로이드제로 염증을 억제하고 오령산으로 부종을 뺀 다음, 비타민 B_{12}로 신경의 회복을 꾀하면 된다. 보통 1~2주 지나면 증상이 가벼워지고 2~3개월 후에는 깨끗하게 낫는다.

➕ Point

* **증상** : 얼굴 한쪽이 마비.
* **원인** : 한쪽 안면신경에 부종 발생.
* **치료법** : 얼굴을 따뜻하게 하고 스테로이드제로 염증 억제, 오령산과 비타민 B_{12} 복용.

밤낮으로 변하는 증상 : 갱년기 장애

갑자기 머리에 열이 오르기도 하고 손발이 차가워지기도 한다. 얼굴에 땀이 나기도 하며 어깨 결림이 심하고 때로는 후두부나 관자놀이, 눈 안쪽이 아프다. 불면증과 변비가 생기고 이유도 없이 안절부절못하기도 한다. 40대 후반부터 50대 중반까지 계속되는 갱년기 장애는 난소 기능의 쇠퇴 때문에 일어난다. 최근에는 영양이 좋아진 탓인지 60세가 지나서까지 갱년기 장애로 고통스러워하는 여성이 늘고 있다. 50세가 되어 생리가 6개월 이상 없다면 그 전의 1년 동안을 폐경기로 간주한다.

여성 호르몬의 분비가 적어지면 그 영향이 다른 내분비 계통이나 자율신경에 파급되어 몸 전체에 여러 가지 혼란을 일으키는데, 그 괴로움은 본인밖에 모른다. 말로 표현하기 어려운 고통이 사람에 따라서는 히스테리로 나타나기도 하는데, 이러한 증상은 단순한 기능장애이지 장기장애가 아니므로 검사를 해보아도 별 이상이 발견되지 않는다.

갱년기 장애는 남성에게도 있다. 남성 호르몬은 정소 이외에 부신에서도 소량 만들어지기 때문에 여성만큼 심하지는 않지만 50대 중반을 지나면 열이 오르고 휘청거리는 등 자율신경 증상이 나타나기도 한다.

갱년기 장애는 대개 자율신경의 균형이 깨지기 때문에 생긴다. 자율신경은 정신상태에 큰 영향을 주는데 무엇보다 중요한 것은 마음가짐이다. 괴롭거나 고통스럽다고 생각하면 더욱 괴로워진다. 갱년기는 사춘기와 대비된다. 이까짓 증상은 아무것도 아니라고 적극적으로 생각하자. 최근에는 동료와 함께 즐길 수 있는 동호회나 교양강좌, 취미강좌, 스포츠교

실 등이 다양하게 있다. 밝은 기분으로 갱년기를 현명하게 넘기기 위해 노력하고, 도저히 참기 어렵다면 다음과 같은 방법으로 치료하면 된다.

❶ 호르몬 치료

손발 저림, 불면, 피로감에는 여성 호르몬제, 요통이나 신경통에는 남성 호르몬제, 두통과 어깨 결림에는 남녀 혼합 호르몬제의 효과가 크다. 그러나 호르몬요법은 증상을 가볍게 만드는 것이 목적이지 기능저하에 대한 보충 의미가 없으므로 오랫동안 사용할 필요는 없다. 기능성 출혈이 심한 경우에는 황체 호르몬을 주사해 인공적으로 생리를 하게 만드는 치료법이 있다. 황체 호르몬을 주사해도 출혈이 없으면 이미 난소에서 에스트로겐(여성호르몬)이 나오지 않는 폐경이 되어 기능성 출혈이 없다는 증거이다.

❷ 한방약

갱년기 장애에는 흔히 한방약을 사용한다. 증상과 체질에 따라 사용하는데, 가미소요산은 머리가 무겁고 초조하며 열이 오르거나 어깨 결림, 냉증 등 일반적인 자율신경 실조증에 효과가 있다. 또한 안색이 좋지 않고 몸이 말랐으며 변비가 있는 여성에게 좋다. 계지복령환은 울혈을 제거하는 효과가 있어 월경통과 두통, 동계, 발목의 부종에 좋고 가슴 전체가 뒤틀리듯 괴로운 경우나 치질이 있는 중년남녀에게도 효과가 있다. 당귀작약산은 갱년기 장애 외에도 손발이 저리거나 건망증이 심하고 근육이 심하게 당기는 증세에 사용한다.

✚ Point

* **증상** : 갑자기 열이 오르고 손발이 차갑다. 심한 어깨 결림과 불면증, 변비, 불안감.
* **원인** : 난소 기능의 쇠퇴로 자율신경의 균형이 깨짐.
* **치료법** : 호르몬 요법, 가미소요산, 계지복령환, 당귀작약산 복용.

> 알아두면
> 좋아요

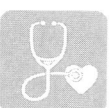 손가락 관절이 아프면?

왼손 가운뎃손가락과 집게손가락 관절이 아프고 붓는다면서 류머티즘이나 통풍이 아닐까 걱정이 되어 진찰을 받으러 온 50대 사무직 여성이 있었다. 이 여성의 경우에 류머티스성 관절염인지 검사하여 통풍의 원인이 되는 요산치에 이상이 없으면 헤르베덴 결절Herbeden node이라고 생각하면 된다.

증상은 손가락 관절에 완두콩 크기 정도로 뼈의 융기가 생기고 주위의 혈관 내막이 두꺼워져 찬바람이나 물에 영향을 많이 받는데 50~60대 여성에게 많으며 갱년기 장애로 취급된다.

이는 같은 연배의 남자에게서도 볼 수 있다.

 변형된 손가락 관절은 그대로 두어도 몇 년 지나면 통증이 가벼워지는 것이 보통이다.

신경통 뒤의 붉은 발진 : 대상포진

가슴, 옆구리, 머리에서부터 목덜미, 어깨에 걸쳐 갑자기 아프기 시작하는데 손가락으로 누르면 통증이 더욱 심해진다. 몸의 한쪽에만 나타나는 것이 특징인데 왜 여기가 아프지 하면서 4, 5일이 지나면 붉은 발진이 나타나고, 발진의 중심부에 작은 물집이 보인다. 이것은 어렸을 때 걸린 수두 바이러스가 살아 있다가 체력이 떨어졌을 때 신경에 달라붙어 증식한 것이다.

발진이 생긴 지 72시간 이내이면 항바이러스약이 효과가 있다. 발트렉스를 두 알씩 하루 3회, 7일 동안 복용한다. 이 경우에 항바이러스약은 바이러스를 죽이거나 비활성화하는 것이 아니라 증식을 억제하는 것이다. 복용하고 1~2일이 지나면 효과가 나타나며, 특별한 부작용은 없다. 국소에는 아라세나에이 연고를 바른다.

발진이 생긴 지 4일 이상 지났는데도 통증이 심할 경우에는 진정제와 위점막 보호제를 복용한다. 2주일 정도 지나면 붉은 기운이 없어지고 3주일 정도 지나면 치유된다.

드물기는 하지만 후유증으로 신경통이 1개월 이상, 6개월에서 1년까지 남는 경우가 있다. 이때에는 체력회복 효과가 있는 보중익기탕과 비타민B_{12}를 복용하고 프나졸 연고를 바르면서 끈기 있게 치료해야 한다.

✚ Point

* **증상** : 가슴, 옆구리, 머리부터 목덜미, 어깨에 걸친 통증, 붉은 발진과 물집.
* **원인** : 수두 바이러스가 신경에 달라붙어 증식.
* **치료법** : 항바이러스약인 발트렉스 복용, 아라세나에이 연고를 바름.

새벽에 다리가 수축된다 : 쥐

종아리 근육의 경련이 원인이다. 오래 걸은 다음날 아침에 흔히 일어나기 쉽다. 자주 일어날 때에는 간 기능 검사를 해야 한다. 간 기능 장애로 쥐가 나기 쉽기 때문이다.

쥐가 났을 때 작약감초탕을 먹으면 통증이 즉시 사라진다. 그러나 감초는 칼륨 저하작용이 있으므로 심부전을 치료하고 있는 경우에는 장기 복용을 피하고, 혈중 칼륨 농도를 정기적으로 체크해야 한다.

한여름 운동 중에 다리가 당기는 것은 근육을 이완시키는 작용을 하는 마그네슘과 칼륨이 땀과 함께 빠져나갔기 때문이므로 스포츠 드링크를 마셔서 보급해야 한다. 차가운 수건을 올려놓고 그 위에 신축성 있는 고무밴드로 감아 두는 것도 예방에 도움이 된다.

✚ Point
* **증상** : 종아리 근육의 경련과 다리 수축.
* **원인** : 간 기능 장애.
* **치료법** : 작약감초탕, 칼륨 보충.

●증세로 보는 병과 치료법●

혀에 녹색이나 다갈색 설태가 있다 : 미각장애

혀의 표면에 연한 녹색이나 다갈색 이끼 같은 것(설태)이 생기면 미각 신경이 맛을 느낄 수 없게 된다. 위가 손상되어 있을 때 흔히 생기는데, 부드러운 칫솔로 설태를 제거하면 된다.

아연 부족으로 미각장애가 일어나는 경우도 있다. 이때에는 피부가 거칠어지고 머리카락이 많이 빠지며 상처가 더디 낫는 등 증상이 나타난다. 아연을 많이 함유한 식품에는 굴, 돼지 간, 호박씨, 무당게, 두부, 장어구이가 있다. 또한 위궤양 치료약인 프로마크에 아연이 많이 함유되어 있다.

➕ Point

* **증상** : 혀 표면에 연녹색이나 다갈색 설태가 생김, 미각을 잃음.
* **원인** : 위 손상, 아연부족.
* **치료법** : 부드러운 칫솔로 설태 제거, 아연이 풍부한 식품 섭취.

피로·무기력·건망증·기타

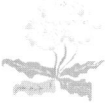
몸이 나른하고 조금만 움직여도 쉽게 피곤을 느낀다. 무엇을 하려는 의욕이 생기지 않는다. 건망증이 심하다. 나이 탓일까? 아니면 우울증이나 치매의 초기 증상일까? 생각할수록 자꾸 불안해진다.

나이 탓으로 돌리기 전에 먼저 증상의 포인트를 파악해보자. 의외의 병이 숨어 있을 수도 있기 때문이다.

냉혹한 현실을 살아가기 위해서는 자살할 염려가 있는 조울증과 우울 상태를 구분하고, 학교나 사회로부터 도피하려는 병의 싹을 재빨리 잘라 내야 한다.

안색이 좋지 않고 몸이 나른하다 : 빈혈

왠지 건강이 좋지 않고 몸이 나른하고 식욕도 없을 때 가장 먼저 체크해야 할 것이 빈혈이다. 아랫눈꺼풀을 뒤집어보아 붉은 기가 적고 하얀 부분이 많으면 빈혈이다. 흰자위가 노란빛을 띠면 황달이다. 용혈성 빈혈이거나 간장 장애가 의심스러울 때 혈액검사를 하면 결과가 즉시 나온다.

빈혈 중에서 가장 가벼운 철분 결핍성 빈혈은 몸에 철분이 부족해서 생긴다. 편식이나 무리한 다이어트, 위장 허약, 병이 나은 지 얼마 되지 않은 시기에 흔히 생기는데 백혈구 수는 정상범위에 있으나 혈색소(헤모글로빈)가 저하되어 있다. 표 10은 철분이 많이 들어 있는 식품인데 철분 보급제와 위점막 보호제를 함께 복용하는 것이 좋다. 병을 앓고 난 후에는 한방약 십전대보탕을 먹으면 빨리 회복되게 도와준다.

빈혈 외에 백혈구 수치가 3,000 이하(정상은 4,000~8,000)로 감소하는 경우에는 재생불량성 빈혈이 의심스러우므로 골수에서 채혈해 조혈기능을 살펴볼 필요가 있다. 조혈촉진 작용이 있는 에리스로포에틴을 복용하고 경과를 지켜본다.

황달을 동반하는 빈혈은 유전성, 간기능 장애, 비장 비대 등 여러 가지 원인이 있으므로 자세히 검사해볼 필요가 있는데 원인에 따라 치료방법이 다를 수 있다. 고도의 빈혈에 백혈구 수가 10만 이상으로 증가해 있으면 백혈병이다. 백혈병은 치료방법이 많이 발달해 있기 때문에 조기에 발견해 치료받으면 완치되어 사회에 복귀할 수 있다. 백혈구 수가 1만이나 2만 정도로 조금씩 증가하면 단순한 세균 감염이다.

표 9. 아연을 많이 함유한 식품(100g 중)

굴	14.5
치즈	7.3
코코아	7.0
게	6.3
가리비	6.1
두부	5.2
메밀가루	4.6
쇠고기 넓적다리 살	4.4
달걀 노른자	4.2
아몬드	4.0
소시지	4.0
김	3.7

표 10. 철분을 많이 함유한 식품(100g 중)

녹미채	55.0
모시조개	37.8
목이버섯	35.2
돼지 간	13.0
말린 무	9.7
참깨	9.6
콩	9.4
닭 간	9.0
파슬리	7.5
바지락(가막조개)	5.3

Point

* **증상** : 나른하고 식욕이 없음. 아랫눈꺼풀을 뒤집으면 하얀 부분이 많음.
* **원인** : 헤모글로빈 부족.
* **치료법** : 철분이 다량 함유된 식품 섭취, 철분 보급제와 위점막 보호제 복용.

●증세로 보는 병과 치료법●

추위를 많이 타고 피부가 건조하다 : 하시모토병
(만성 갑상선염)

　빈혈은 없는데 몸이 나른하다. 추위를 많이 탄다. 피부가 거칠고 건조하여 창백하고 차다. 맥박과 호흡이 느리고 쉰 목소리인 데다 말투도 느리다. 이처럼 전신의 활동력이 떨어지는 경우에는 갑상선 검사를 해보아야 한다.

　혈액을 검사하면 대개 갑상선 기능 저하증이라는 결과가 나온다. 가장 많은 것이 자기면역에 의한 만성 갑상선염으로 하시모토병이라고도 하는데, 원인은 아직 알려져 있지 않다.

　병이 진행되면 여러 증상이 나타나는데 정신활동이 활발하지 못하고 잠이 쏟아진다. 건망증이 심하고 변비도 있다. 여성은 생리양이 많아지고, 드물지만 유즙이 나오는 경우도 있다. 피부에 점액수종이 나오는데, 보통의 부종과는 달리 말랑말랑한 것이 특징이다.

　심장 주위에 점액이 쌓이면 심장확대와 서맥이 오고 뇌 주위에 쌓이면 점액수종성 혼수상태에 빠져 사망할 위험이 높아진다. 그렇게 되기 전에 T4 호르몬을 보충해주면 극적으로 상태가 개선된다.

✚ Point
* **증상** : 피부가 거칠고 창백하다. 맥박과 호흡이 느리고 온몸의 활동력이 떨어짐.
* **원인** : 밝혀진 바 없음.
* **치료법** : T4 호르몬 보충.

동계, 다한, 눈이 빠질 듯하다 : 바제도병(갑상선 기능항진증)

피곤하고 맥박이 빠르며 땀이 많이 난다. 손이 떨리고 초조하며 안정이 되지 않는다. 나이가 많이 든 사람은 식욕 저하와 체중 감소, 무기력이 눈에 띈다. 울대뼈 바로 아래에 있는 갑상선이 비대하고 안구돌출증이 있으면 혈액검사로 판단하는데, 원인을 알 수 없는 병이다. 항갑상선약으로 치료하다가 '차단과 치환' 요법으로 이행한다. 이것은 정반대로 작용하는 메르카졸과 치라진 S를 병용하는 치료법이다. 검사 데이터를 참고하면서 약의 양을 조절하는데 안정되기까지 치료에 2년 정도 걸린다.

✚ Point
* **증상** : 피곤하고 맥박이 빠르고 불안정함. 식욕저하와 체중감소, 무기력.
* **원인** : 갑상선 호르몬의 과도한 분비.
* **치료법** : 항갑상선약으로 치료 후 차단과 치환 요법.

●증세로 보는 병과 치료법●

피로가 계속된다 : 만성피로증후군

무슨 일을 하든 녹초가 된다. 미열이 계속되고 목과 겨드랑이 밑의 임파선이 붓는다. 목이 아프고 두통과 전신의 뼈마디가 아프다. 우울하고 신경질적이며 눈물이 나오는 일도 많고, 너무 나른해 들고 있던 물건을 떨어뜨리기도 한다. 스트레스가 많은 곳에서 일하는 직장 여성들이 이런 증상을 호소하는 일이 많다.

어렸을 때부터 공부를 열심히 했던 공부벌레가 만성피로증후군을 나타내는 전형적인 유형으로, 남자는 20~30퍼센트 정도가 여기에 해당한다. 19세기에 보고된 바 있으며 미국에는 500만 명의 환자가 있는 것으로 추산되는데, 식사와 생활습관이 서양화되면서 우리 나라에도 급증하고 있다.

원인은 아직 확실히 밝혀지지 않았지만 증상으로 보면 일종의 과로상태이다. 과로하면 스트레스에 반응해 카테콜아민이라는 물질이 체내에 흐른다. 이에 따라 세소혈관이 수축하고, 몸의 여기저기에서 혈류가 막혀 에너지 결핍상태가 된다. 이렇게 되면 피곤한 것은 당연하다.

에너지 부족으로 백혈구 집단의 기능도 활발하지 못해 감기 바이러스, 어렸을 때 감염된 돌발성 발진 바이러스, Q열 리케차까지 뭐가 나타나든 전혀 이상하지 않다. 그 정도로 신체의 저항력이 약해져 있지만 생명에는 지장이 없다.

이럴 경우 먼저 심신의 휴식이 필요하다. 빨리 일로 돌아가려고 초조해 하면 오히려 악화되므로 자신을 다그치지 말고 다른 각도에서 자기 자신을 바라보는 것이 필요하다. 몇 주일 조용한 곳에서 좌선을 하고 완전히 회복한 사람도 있다.

➕ Point
* **증상** : 미열, 두통, 전신의 통증, 목과 겨드랑이의 임파선이 붓고 쉽게 피로해짐.
* **원인** : 과로, 스트레스로 카테콜아민이 과도하게 분비.
* **치료법** : 심신의 완전한 휴식.

얼굴표정, 손발의 움직임이 둔해진다 : 파킨슨병

걷는데 무릎에 자극이 있어 몸이 이상하다고 느꼈다. 그러고 나서 수개월이 지나 한쪽 손이 약하게 떨렸다. 뭔가 하려고 하면 그 떨림이 없어진다. 이러한 때에는 두 손을 빙글빙글 돌리거나 한쪽 발을 허리 높이까지 올려본다. 그리고 신문 한 구절을 큰소리로 읽어본다.

동작이 빠르고 어미가 확실히 발음되면 파킨슨병Parkinson's disease은 아니다. 만약 무슨 일을 해도 동작이 느리고, 말소리가 낮고 작아 알아듣기 어렵다는 말을 듣는다면 파킨슨병을 의심해 보아야 한다. 파킨슨병은 후두부에 있는 흑질이라는 운동신경핵이 노화되어 생긴다. 신경전달물질인 도파민의 생산이 적어져 근육이 수축하는데, 대개 60~70세에 걸리는 병이다. 손 떨림은 왼손에서 시작되며 몇 년 지나면 오른손 그리고 무릎과 턱도 미세하게 떨리게 된다. 글씨를 작게 쓰고 얼굴 표정이 없으며 발한, 변비, 불면 같은 자율신경 증상이 더해진다.

걸음걸이에도 특징이 있어서 보폭이 좁아 아장아장 걸으며 앞으로 고꾸라질 듯이 빠르게 걷는다. 심해지면 첫발을 떼기 어렵고 발바닥이 바닥에 붙은 듯이 발을 질질 끌며 걷는다. 소뇌 장애의 경우에도 발걸음이 이상하여 두 발을 어깨폭만큼 벌리고 느릿느릿 걷는다.

보행이 불안정하고 흔들거리는데, 흔들리는 방향이 일정하지 않은 취한 사람의 발걸음과 달리, 항상 같은 방향으로 흔들리는 것이 특징이다. 파킨슨병을 치료하는 약은 여러 가지가 있는데, 증상을 가볍게 해 어느 정도 병의 진행을 늦출 수 있다.

✚ Point
* **증상** : 동작이 느려지고 보행이 불안정, 얼굴표정이 없어짐.
* **원인** : 운동신경핵의 노화로 신경전달물질의 생산이 적어져 근육 수축.
* **치료법** : 약물 요법으로 병의 진행을 늦춤.

기억이 희미하다 : 알츠하이머병(노인성 치매)

나이를 먹으면 기억력이 감퇴해 건망증이 심해지고 사람 이름이 잘 생각나지 않는다. 집을 나서자마자 문을 잠그고 왔는지 걱정하기도 한다.

같은 말을 두 번 반복하는 일도 흔하다. 중요한 내용이라 다시 강조한 것이라고 호의적으로 봐줄 수도 있으나 세 번 이상 계속되면 이야기가 달라진다. 망령이 든 것이 아닌가 걱정되는 사람도 있을 것이다. 그럴 때에는 두세 가지 질문을 해본다. "당신 생일이 언제죠?" "오늘은 며칠이고 무슨 요일인가요?" "90에서 7을 빼면 몇입니까?"

대답하는 데 시간이 걸리면 빨리 신경내과에 가 봐야 한다.

제1차 기억기능은 대뇌의 해마가 담당한다. 마치 해마 꼬리같이 생겼는데 새와 곤충 등 작은 동물에도 있다. 저쪽에 먹이가 있다거나 이쪽은 위험하니까 가까이 가면 안 된다는 등의 경험을 기억하는데, 인간의 해마는 새끼손가락 정도의 크기로 좌우 뇌에 한 개씩 있다.

대략 1억 개 정도 되는 뇌신경세포는 사람이 태어날 때 이미 완성되어 있다. 태어난 뒤에 새롭게 만들어지거나 재생하는 일은 없으며 유아기부터 조금씩 탈락한다. 가장 무너지기 쉬운 것이 해마의 신경세포인데 30세가 지나면서부터 눈에 띄게 탈락하기 시작하며, 50대에 들어서면 무서운 속도로 떨어져 나간다. 수명이 10여 년밖에 안 되는 동물은 불편이 없어도 몇십 년을 사는 인간에게는 아주 큰 문제이다.

다행히 인간에게는 제2차 장기기억기능이 있다. 해마에 기억된 내용 중에서 특별히 인상 깊은 것이 선택되어 대뇌피질에 전달되는데, 대뇌피질 신경세포는 오래 살기 때문에 일단 전달된 내용은 평생 잊히지 않는다. 이러한 기능은 인간에게만 있다.

나이가 많이 들어 2, 3일 전의 일은 기억하지 못해도 몇십 년 전에 있었던 일은 잘도 기억한다. 즐거웠던 일이나 슬펐던 일, 꾸중을 들었던 일을 선명하게 기억하면서도 평범한 일상의 일은 기억하지 못한다. 치매환자 중에는 직접 오르간을 치면서 동요를 훌륭하게 부르는 사람도 있는데 이것은 장기기억 덕분이다. 이러한 사람의 머리 속은, 몇 분 전의 일은 기억하지 못해도 어린 시절의 기억은 가득하다.

목적이 없는 것처럼 보이는 배회도 유아적 행동으로 취급할 수 있다. 집을 나섰지만 도중에 용건을 잊어 어찌할 줄 모르고 그 자리에 주저앉는다. 집으로 돌아오는 길이 생각나지 않아 돌아오지 못하고 누군가 찾아줄 때까지 가만히 기다린다. 이와 같은 일이 몇 번 반복되는 사이에 걷는 일 자체가 습관이 되어 일상의 일이 된다.

기억이 빨리 흐려지는 사람, 그렇지 않은 사람

붕괴한 신경세포의 잔해 속에는 β아밀로이드라는 물질이 포함되어 있다. 이 아밀로이드가 눈꽃처럼 신경세포 위에 쌓인다. 어느 정도 이상으로 쌓이면 그 밑의 신경세포도 죽어 역시 쓰레기가 된다. 신경세포의 쓰레기가 새로운 쓰레기를 만들기 때문에 뇌세포의 탈락은 나이와 함께 가속된다.

이마 바로 뒤쪽에 있는 전두엽의 세포가 무너지면 사고회로가 혼란을 일으킨다. 지갑을 도난당했다든가 누군가 레이저광선으로 자신을 공격한다는 피해망상이 나타난다.

관자놀이 가까이 있는 대뇌피질 내의 언어중추를 다치면 말이 잘 나오지 않는다(실어증). 이러한 신경세포의 붕괴는 이르냐 늦느냐의 차이만 있을 뿐 누구나 겪는 노화현상이다.

그렇다고 해서 모든 사람이 똑같이 탈락하는 것은 아니다. 사용하지 않는 세포가 먼저 떨어져 나가고 활발한 세포는 가장 나중에 떨어져 나가는데, 그 이유는 간단하다. 몸을 움직이거나 머리를 쓰는 지능활동을 하면 그것을 담당하는 뇌세포에 혈액이 흘러들어오기 때문이다. 정맥혈이 밀려나고 필연적으로 림프액(여기서는 뇌수액)의 흐름도 빨라지는데 이때 세포 표면에 부착해 있던 아밀로이드의 잔해가 깨끗이 씻겨나간다.

정년퇴직한 후 아무 일도 하지 않고 있으면 순식간에 기억력이 흐려진다. 책을 읽지 않고 산책도 하지 않으며 낮에는 꾸벅꾸벅 졸고 밤에는 불면으로 수면제를 먹는다. 그리고 "요즘 젊은 사람들은 말이야" 하며 불평만 늘어놓으면 노화가 더욱 빨라진다.

이와는 대조적으로 진짜 인생은 60부터라고 생각하는 사람은 가만히 있지 못해 끊임없이 몸을 움직이고 머리를 쓴다. 뇌세포 수는 감소할지라도 활동을 계속하는 정예 뇌세포는 조금도 줄지 않는다. 영어 단어를 기억하는 것도 10대 수험생에게 뒤지지 않고, 관심이 있는 국제사회의 흐름이나 경제 관련 내용도 한눈에 척척 머리 속에 들어온다. 기억력이 흐려지느냐 흐려지지 않느냐는 마음먹기 나름이다. 알츠하이머병의 90퍼센트는 56세 이후에 발병한다. 이러한 만기발병형은 유전되지 않지만 40대에 발병하는 조기발병형은 가족 중에 같은 병을 앓는 사람이 절반 가까이 있다.

✚ Point

* **증상** : 기억력 감퇴, 유아적 행동.
* **원인** : 기억기능을 담당하는 해마 신경세포 감소.
* **치료법** : 정서적인 안정, 약물로 진행 속도를 늦춤.

주기적으로 기분이 변한다 : 조울증

뭐, 그렇게 훌륭한 사람이 자살했다고! 뭔가 잘못 들은 건 아닌지 일단 귀를 의심한다. 그 사람은 오랫동안 지점에서 근무하다 본사로 들어와 과장으로 승진하기 직전이었다. 일도 열심히 하고 성실해서 많은 사람이 존경하던 사람이었다. 도대체 자살 동기가 무엇인지 유서만으로는 이유를 알 수 없다. 가족 말로는 가끔 울적해하며, 말을 별로 하지 않고, 방에 틀어박혀 뭔가 골똘히 생각하는 일이 많았다고 한다. 피곤해서 그렇겠지 하고 가족도 별로 신경쓰지 않았다. 송별회를 하던 날은 기분이 좋은 듯 보였고 말도 많이 했다. 재난이 많은 해니까 건강에 유의해야 한다고 말하며 자기 방으로 들어갔는데 그 직후에 목을 맨 것이다.

본래 사람에게는 살고 싶다는 강렬한 욕망 같은 것이 있다. 극한 상황에서 풀뿌리를 캐어 먹거나 들쥐나 도마뱀을 잡아먹으며 살아남기도 하고, 사막에서 자신의 오줌을 받아먹으며 살아남으려 애쓰기도 한다. 중병을 견디면서 하루라도 목숨을 연장하고 싶어하는 것이 인간의 본래 모습이다. 그런데도 우울증이나 조울증을 앓게 되면 죽음을 무서워하는 보통의 감각이 반대로 죽음에 대한 유혹으로 치닫는다.

오늘날에는 우울증 때문에 자살하는 비율이 심각할 정도로 높아지고 있다. 자살자 수가 매년 3만 명을 넘고 있으며 매년 조울증 환자의 15퍼센트가 자살한다. 그 중 700명 정도가 15세 이하의 청소년이다. 병 때문에, 먹고 살기 힘들어, 일에 대한 좌절, 실연 등으로 자살하는 사람도 있으나, 우울증 때문에 하는 자살은 동기가 확실하지 않다는 점과 기운을 회

●증세로 보는 병과 치료법●

복한 직후에 그것도 확실하게 죽는 방법으로 자살을 결행한다는 점이 특징이다.

유명한 작가, 화가, 외과의, 전문의인 정신과 의사까지도 우울증으로 자살한다. 그런데 우울증과 우울한 상태를 구분 짓기가 참으로 어려워서 혈액검사나 뇌파검사 같은 객관적인 방법으로는 진단할 수 없다. 우울한 적이 몇 번 있었지만 즉시 회복되었다. 그러므로 괜찮다고 본인은 간단하게 생각한다. 가족이나 친구도 뭔가 이상하다고 생각하면서도 정신과에 가 보라는 말을 꺼내기를 주저한다.

방아쇠가 되는 스트레스는 보통 사람이 보면 대수롭지 않다. 놀림을 당했거나 꾸중을 들었거나 하는 정도이다. 자신을 아끼던 할아버지나 할머니를 잃은 슬픔이 계기가 되는 일도 있다. 업무상 작은 실수 외에도 즐거워야 할 승진이나 전근이 계기가 되는 일도 있다.

우울하고 기분이 좋지 않은 기력상실 증세가 어느 날 갑자기 나타난다. 방에 틀어박혀 아무것도 하지 않는다. 좋아하는 골프도 하지 않고 기껏해야 멍한 상태에서 음악을 듣는 정도이다. 그것이 2, 3주 지나면 돌연 증상이 사라지고 오히려 행동이 활발해져 잘 떠들고 식욕도 왕성해진다. 남을 아랑곳하지 않고 야단법석을 떨거나 폭주를 하거나 현실적으로 불가능한 허황된 꿈을 밤새 이야기하기도 한다. 새처럼 하늘을 날 수 있다고 생각하고, 높은 탑이나 빌딩 옥상에 올라가 날려고 하기도 한다. 하루 동안에도 우울과 쾌활이 반복적으로 나타나는 사람도 있다.

자살을 막는 카운슬링 요법

　우울, 고독감, 무기력 등은 항우울약을 먹으면 즉시 좋아진다. 그러나 죽고 싶다는 생각을 억누르는 약은 없다.
　현재 자살을 막는 유일한 방법은 인지요법이라 불리는 카운슬링이다. 산다는 것이 허무하게 느껴지거나 죽고 싶다고 생각하는 것은 뇌 신경회로의 일시적인 고장이어서 시간이 지나면 반드시 좋아지므로 자살은 절대 해서는 안 된다고 반복해 설득한다. 가족에게도 대처 방법을 알려준다. 환자에게 "당신은 재능이 있다. 다른 사람보다 훨씬 좋은 환경에서 살고 있다. 자신감을 가지고 노력해보라"고 말하는 것은 좋지 않다. 우울증 환자의 머리 속에는 "소용없다. 아무런 도움이 되지 않는다. 나는 이 세상에 없는 편이 낫다"는 자기혐오나 자학이 꿈틀거리고 있다. 그런 와중에 "정신 차리라"고 말하면 자살을 결행하라는 의미로 받아들일 수도 있다. 주위 사람이 무리하게 말을 걸기보다는 가만히 내버려두거나 조용히 이야기를 들어주는 것이 좋다.
　2000년도에 21번째 염색체를 해독했는데 여기에 우울증 유전자가 포함되어 있다. 연구가 계속되면 유전자 수준에서 우울증에 대한 조기진단을 할 수 있고, 또한 자살로 이끄는 신경전달의 구조가 해명될 것으로 보인다.

●증세로 보는 병과 치료법●

우울의 구조

　등뼈를 따라 척수를 올라가면 연수에 도달한다. 앞쪽은 부풀어 있고 그보다 앞은 뇌 안으로 들어간다. 종착점을 뇌간이라 하는데, 호흡과 혈압을 조절하는 타워이다. 이 뇌간에서 세로토닌과 노르아드레날린이라는 신경전달물질이 만들어져 대뇌의 신경회로에 전달된다.
　신경전달물질은 신경을 이어주는 연락책이다. 이 연락이 잘 될 때에는 뇌신경이 기능을 충분히 발휘한다. 즐겁고 기쁘고 감동을 느끼는 정신활동도 활발하다. 하지만 일요일에 즐겁게 놀고 난 다음에는 왠지 우울하다. 신경전달물질을 다 사용해 재고가 부족한 상태가 되었기 때문이다. 우울한 상태로 하루를 시작하는 블루 먼데이도 점심시간이 지나면 새로운 신경전달물질이 도착해 여느 때의 기분으로 회복된다. 이와 같이 기분이 올라갔다가 내려갔다가 하는 일은 누구에게나 있는 일이다. 이것은 순수하게 뇌 지각신경의 작용이다.
　신경전달물질의 생산이 주기적으로 너무 많거나 너무 적으면 조울증이 된다. 보통과 과소가 반복되는 것은 우울증이다. 대뇌의 해마 선단에는 새끼손가락 끝 부분만한 편도체가 있다. 이곳을 전기로 자극하면 마못 같은 온순한 동물이 이빨을 내밀고 성난 표정을 짓는다. 쥐는 반대로 구석에 처박혀 벌벌 떤다.
　우울증 환자의 대뇌를 검사해보면 편도체와 전두엽의 대뇌피질에 혈액이 집중적으로 흐르고 있다. 신경전달물질인 세로토닌 부족으로 편도체가 흥분상태가 되어 분노와 공포감이 높아져 있는 것이다. 전두엽 대뇌

피질이 이것을 억제하려고 신호를 보내고 있다고 생각할 수 있다

'사는 것이 허무하다. 죽고 싶다'고 생각하는 것은 뇌의 신경전달물질의 일시적인 장애에서 비롯되는 것이다.

그림 13. 우울한 기분과 편도체

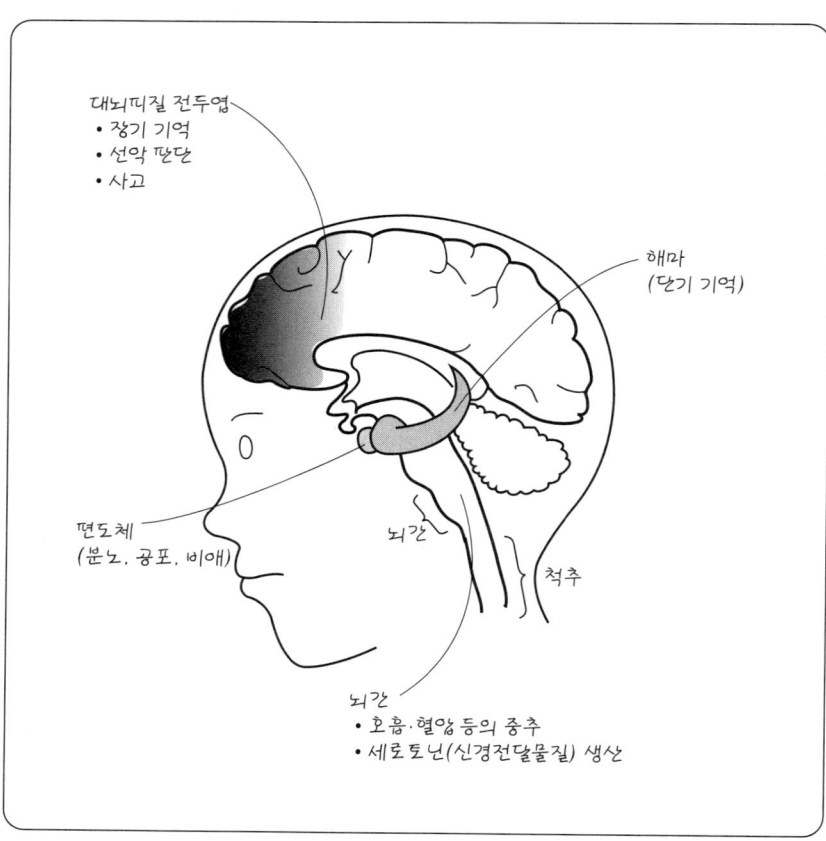

* 우울증 환자는 편도체와 전두엽의 대뇌피질에 혈액이 집중적으로 흐른다. 행동의 균형을 잡아주는 신경전달물질이 부족해 전달계통에 일시적인 장애가 생기기 때문에 편도체가 흥분한다. 이 때문에 대뇌피질에서 생기는 우울증 기능이 작용한다.

➕ Point

* **증상** : 주기적으로 기분이 변함, 우울함과 쾌활함이 번갈아 나타남.
* **원인** : 신경전달물질의 부족과 장애.
* **치료법** : 조울증과 우울증에 대한 약물치료, 지속적인 정신치료.

●증세로 보는 병과 치료법●

아무것도 하고 싶지 않다 : 무기력증

지금 10대에서 20대 젊은이들 사이에 무기력증이 만연하고 있다. 무기력해하고 역겨워서 화가 나 있다. 극단적인 예로는, 지각했다고 주의를 받은 중학교 3학년 여학생이 선생님을 칼로 찌른 사건과 빵집에서 아르바이트를 하던 10대가 빵가루가 제대로 묻지 않았다는 지적에 화가 치밀어 점장을 칼로 찔러 죽인 일도 있다.

이 병은 대학졸업 후에도 계속된다. 상사에게 야단을 맞고 출근을 거부하는 신입사원도 있고, 선배의사가 단순한 진찰 실수를 지적하자 병원에 나오지 않는 인턴도 있다. 그 중에는 이 병이 30대 40대까지 계속되는 사람도 있다. 무기력증은 우울증과 증상이 똑같아서 우울하고 무기력하며 가족과도 대화를 거의 하지 않는다.

아침에는 식욕이 없어 아무것도 먹을 수 없고 나른하다. 그저 침대에서 뒹굴며 보낸다. 안색이 좋지 않고 여기에 변비와 설사, 불면, 두통의 자율신경 증상이 더해지면 더욱 고통스럽다. 사람들이 자신을 좋아하지 않는다고 생각하며, 자존감이 낮아 자신을 쓸모 없는 인간이라고 생각한다. 어디 한군데 마음 편히 있을 곳이 없다. 갇힌 세계에서 나와 재미있게 살고 싶다는 생각을 하면서도 뭔가 시도하려는 의욕이 생기지 않는다. 목표를 세우려고 하면 그러한 자신이 한심해 보여 어떻게 해야 좋을지 모른다. 눈앞에 절망감밖에 없다.

병원에 가면 "특별히 나쁜 곳은 없습니다. 신경성입니다." 라는 말만 듣는다. 신경성이란 마음의 갈등이 신체증상으로 나타난 것이라는 의미의 폭넓은 병명이다.

자립심을 키우는 방법

가정교육의 부재가 청소년 무기력증의 근본 원인이다. 사회와 기성세대의 잘못은 2차적인 것이다. 역사를 돌이켜볼 때 이상적인 사회와 훌륭한 인물들만 있던 시절은 없었다. 그러한 이상향의 실현은 멀고 먼 이야기이다. 부모가 뭐든 해주는 과잉보호, 자기 좋을 대로 내버려두는 무관심, 반대로 이것저것 너무 지나치게 간섭하려는 양육 방법이 무기력증과 나약한 성격을 만든다.

자기중심적인 사람들만 모여 있으면 서로 반발한다. 한 걸음도 양보하지 않아 언제나 긴장의 연속이다. 이러한 상태에서는 단순한 놀림이나 따돌림도 고문이나 마찬가지다. 점점 현실에서 도피해 고립의 올가미에 빠져든다. 사람들과 잘 사귈 수 있는 기본적인 행동 세 가지는 양보하고, 사과하고, 참는 것이다. "먼저 가세요" 하며 길을 양보한다. 사람과 부딪쳤을 때에는 먼저 "미안합니다" 하며 사과한다. 갖고 싶은 물건이 있어도 참는다. 이런 훈련이 유치원에 가기 전부터 가정에서 이루어졌다면 주의를 받거나 야단을 맞아도 정신력이 받쳐준다. 학교에서든 직장에서든 집단 속에 저항 없이 적응해 무기력증에 걸리지 않는다.

✚ Point

* **증상** : 우울, 무기력, 식욕저하 등 우울증과 같은 증상을 보임.
* **원인** : 가정교육의 부재와 과잉보호, 무관심.
* **치료법** : 집단 속에 적응할 수 있는 훈련.

●에필로그●

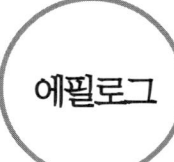

우리는 지금 고령화 사회에 살고 있습니다. 90세, 100세까지 건강하게 장수하는 사람이 증가하는 한편, 병을 끼고 사는 노인도 증가하고 있습니다. 그러한 사람들도 젊었을 때에는 땀을 흘리며 일하면서 지금 한창 일하는 젊은이들을 길렀습니다. 몸이 늙었다고 해서 위축될 필요는 없습니다. 당당하게 여생을 즐기시기 바랍니다.

사람들은 나이를 먹고 싶지 않다는 말을 흔히 합니다. 하지만 1년이 지나면 누구나 한 살씩 먹습니다. 누구나 평등하게 나이가 들지만 건강 나이는 개인차가 있습니다. 80세에 등산을 하고 수영을 하면서 젊게 사는 노인이 있는가 하면, 30대인데도 벌써 요통과 동계를 호소하며 헉헉거리는 젊은 사람도 있습니다. 이러한 차이는 전적으로 평소의 생활습관에 달려 있습니다.

8,000종류나 되는 질병 중 선천성이나 유전병, 자기면역질환 등 발병의 원인도, 병을 막는 방법도 알 수 없는 난치병은 환자 수로 말하면 몇 퍼센트밖에 되지 않습니다. 이 이외의 병은 대부분 인플루엔자를 포함해 신체의 면역력과 자기 치유력의 저하에 원인이 있습니다. 병을 예방하고, 자기 스스로 고치는 호메오스타시스Homeostasis, (항존성 : 생체 내의 균형을 유지하려는 경향)를 유지하는 힘은 부드럽고 탄력 있는 혈관에 달려 있습니다. 혈관이 노화하면 외부에서부터의 병원체 침입 또는 암 세포의 반란에 손을 들게 됩니다. 혈관의 노화를 막기 위해서는 편식과 과식을 피하고 짜지 않게 먹어야 하며, 술을 적당히 마시고 담배를 피우지 말아야 합

니다. 또한 일찍 자고 일찍 일어나며 화를 내거나 초조해하지 말아야 합니다. 적당한 운동도 필요합니다. 하지만 이것은 말로는 쉽지만 실행하기는 매우 어려운 고통스러운 일입니다.

좋아하는 것을 마음껏 먹고 싫어하는 것은 먹지 않으며 술을 취할 때까지 마시고 담배도 피우고 싶은 만큼 피우는 등 본능에 따라 사는 것은 아주 쉬운 일입니다. 누구나 고통스럽게 살기보다 편하게 살고 싶어합니다. 그러나 편한 것만 추구하다 보면 분명 고통이 기다리고 있습니다. 사람의 긴 인생은 고통과 즐거움을 꼬아놓은 새끼줄 같습니다. 사람의 유전자 해독이 완료되면서 130세까지 사는 초장수도 이제 꿈이라고만 할 수 없는 시대가 다가오고 있습니다. 젊을 때부터 하는 건강관리가 건강 장수 100세 클럽에 들어갈 수 있는 자격이라고 생각한다면 분명 즐거울 것입니다.